先生、誤嚥性肺炎かもしれません

嚥下障害、診られますか？

診断から治療まで、栄養療法や服薬指導を含め全部やさしく教えます

谷口　洋／編

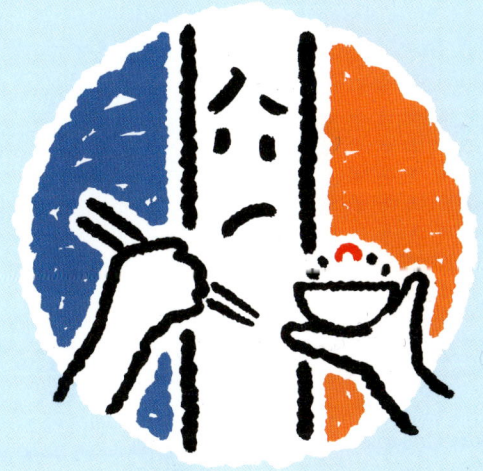

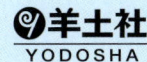

謹告

　本書に記載されている診断法・治療法に関しては，発行時点における最新の情報に基づき，正確を期するよう，著者ならびに出版社はそれぞれ最善の努力を払っております．しかし，医学，医療の進歩により，記載された内容が正確かつ完全ではなくなる場合もございます．

　したがって，実際の診断法・治療法で，熟知していない，あるいは汎用されていない新薬をはじめとする医薬品の使用，検査の実施および判読にあたっては，まず医薬品添付文書や機器および試薬の説明書で確認され，また診療技術に関しては十分考慮されたうえで，常に細心の注意を払われるようお願いいたします．

　本書記載の診断法・治療法・医薬品・検査法・疾患への適応などが，その後の医学研究ならびに医療の進歩により本書発行後に変更された場合，その診断法・治療法・医薬品・検査法・疾患への適応などによる不測の事故に対して，著者ならびに出版社はその責を負いかねますのでご了承ください．

推薦のことば

　我が国の超高齢社会で嚥下障害は避けて通れない問題です．脳卒中や神経筋疾患，口腔咽頭の腫瘍など明らかに嚥下障害をきたす疾患もさることながら，誤嚥性肺炎，認知症，そしてあらゆる疾患による終末期には嚥下障害を来します．嚥下障害の知識と対策は多くの医師にとって必須のスキルと言っても過言ではないと考えています．多くの書籍や雑誌の特集号が出版され，研究会やセミナーなどが開催されていますが，嚥下障害を専門としていない医師をターゲットにしたものはありません．メディカルスタッフ向けのものは医師に必要がないか，あまり関係がなく興味が持ちにくいケアの視点が重視されていたり，専門家向けのものは難しすぎて理解しにくかったりします．本書はそれらの間隙を埋める「専門外の医師向け」に書かれた素晴らしい本であると思います．

　どうしてこのような本が生まれたのでしょうか？本書編集の中心は谷口 洋先生です．現在は東京慈恵会医科大学の柏病院で診療を行う傍ら，月に一度，浜松市リハビリテーション病院に診察に来ていただいています．日本嚥下医学会などで活躍されるとともに雑誌「嚥下医学」の編集委員にもなっていただいております．その谷口先生は神経内科の専門医ですが，ある日，当時私が所属していた聖隷三方原病院のリハビリテーション科の嚥下外来を見学に見えました．先生は嚥下障害の臨床と研究に興味があり，その後私どもの元で嚥下障害臨床の勉強をすることになりました．すごいのは同時に学位論文の研究も行い嚥下障害で学位（咽頭喉頭の感覚テスト）を取られたことです．当時，私は脳神経外科とリハビリテーション科の専門医であり，日常診療で困っている嚥下障害にリハビリテーションの視点を取り入れて，嚥下の診療をチーム医療としてシステム化するという仕事をしておりました．そこに神経内科の谷口先生が加わってくれたのです．これは大きな刺激となりました．その頃先生は専門以外の医師が嚥下障害を学ぶことに大変苦労されたのでしょう．その後，東京の病院に戻られて嚥下障害の診療を継続されるのですが，周囲に嚥下障害を理解する医師が少なくさらに苦労されたと思います．その想いが本書の誕生に関わっているのだろうと私は考えています．

　さて，昭和60年代以前我が国の嚥下障害診療は耳鼻咽喉科中心に進められておりました．その後，看護師や言語聴覚士，管理栄養士，薬剤師，歯科衛生士などメディカルスタッフの関与，診療科としてリハビリテーション科，神経内科，歯

科がこの分野に興味を持って参加するようになりました．嚥下障害の診療にはこれらメディカルスタッフの協力と各診療科の知識と技術など総合的なアプローチが不可欠です．一人で行うことは到底できないのですが，臨床を行っている医師の目の前には必ず嚥下障害患者さんがいて，その対応を迫られるのです．その時どうしたら良いか，その「道しるべ」を与えてくれるのが本書です．私も通読いたしましたが，とにかくわかりやすく，医師が知りたいと思う知識や教えてほしいとおもう疑問に素直な答えが書かれています．

　医師が一番困るのは，自分が知らないことをメディカルスタッフに聞かれることです．本書のタイトル「嚥下障害，診られますか？」とナースに聞かれて「ドキッとする」か，「任せておけ」と自信を持って答えられるか？皆様は如何でしょう？ぜひ，本書を通読し，手元に置いて自信を持って診療できる医師になっていただきたいと思います．

　　2015年7月

浜松市リハビリテーション病院 病院長
日本嚥下医学会 理事長
藤島一郎

はじめに

　これまで，悪性新生物，心疾患，脳血管疾患が日本人の死因の上位3つを占めてきましたが，2011年から肺炎が脳血管疾患を抜いて死因の3位となっています．その肺炎の一部，いや多くに嚥下障害が関与していると推察されます．医療の進歩により平均寿命が延び，超高齢化社会となっている今，私たちは嚥下障害への対応を求められているのです．そんななか，「嚥下ブーム」「嚥下障害ブーム」と言えるくらい，嚥下障害に関する書籍が刊行されています．昨今の日本摂食嚥下リハビリテーション学会の学術大会では約5,000人の参加者があり，会場の席が足りなくて立ち見がでることも珍しくありません．

　これだけ嚥下障害に注目が集まっていますが，医学生・研修医・レジデントに対する嚥下の教育はいかがでしょう？ 充実している施設は一部であり，多くの施設はきちんとした教育体制がとれていないのではないでしょうか．私が尊敬する臨床医でも嚥下障害には対応できず，言語聴覚士や看護師に任せきりだったりします．リハビリテーション・看護・介護のスタッフに比べて，医師が最も嚥下障害に興味をもっていない，対応ができていないのかもしれません．

　嚥下障害の本といえば耳鼻咽喉科やリハビリテーション科の専門医向けだったり，メディカルスタッフ向けだったりするなか，羊土社さんから研修医・レジデント向けの本を出版しませんかと声をかけていただきました．私としても若い先生方にもっと嚥下障害へ興味をもってほしかったので，二つ返事で執筆を引き受けました．

　本書は私が研修医・レジデントに病棟で日々教えていることを中心に据え，看護師・言語聴覚士・薬剤師・栄養士に協力をお願いし，とにかく実践的な内容にしております．なかでも一番力を入れたのは**第4章のQ＆Aのコーナー**です．嚥下障害例での経鼻胃管や気管カニューレの取り扱い，薬の内服方法，そして栄養剤や嚥下調整食の選択まで，病棟で困る事例を多く取り上げました．これらは明日にでも活用いただける内容だと思います．

　本書が皆さんの日常臨床に役立ち，そして嚥下障害に関心をもつ方が増えてくれたら幸いです．

2015年7月

東京慈恵会医科大学附属柏病院 脳神経内科

谷口　洋

嚥下障害、診られますか？

先生、誤嚥性肺炎かもしれません

診断から治療まで、栄養療法や服薬指導を含め全部やさしく教えます

CONTENTS

- 推薦のことば ……………………………………………… 藤島一郎
- はじめに ………………………………………………… 谷口　洋

第1章　誤嚥性肺炎と嚥下障害　　　　　　　　　　谷口　洋

1	日本人の死因第3位が「肺炎」に！ ……………………………… 10
2	誤嚥性肺炎の原因となる嚥下障害とは …………………………… 13
3	ところで，嚥下のしくみを説明できますか？ …………………… 17
4	嚥下の解剖生理 ……………………………………………………… 25
5	いつ嚥下障害を疑うか ……………………………………………… 30
6	嚥下障害に出会ったら ……………………………………………… 36
Column 1	猿の惑星：猿が喋った！ ……………………… 谷口　洋　40

第2章　嚥下障害の評価　　　　　　　　　　　　　谷口　洋

1	嚥下障害の評価法の種類 …………………………………………… 42
2	まずはスクリーニングテストから始めよう …………………… 44
3	嚥下造影検査：嚥下機能検査のゴールドスタンダード ……… 48
4	機動力が魅力の嚥下内視鏡検査 ………………………………… 55
Column 2	猿の惑星　新世紀：猿もむせる？ ……………… 谷口　洋　60

第3章　嚥下障害の治療

1. 主な治療方法とゴール設定 …………………… 谷口　洋　62
2. 経口摂取をしていなくても口腔ケア …………… 近藤きよ美　67
3. リハビリテーション（間接訓練） ……………… 若井真紀子　74
4. リハビリテーション（直接訓練） ……………… 若井真紀子　84
5. 摂食方法と食形態の工夫 ………………………… 若井真紀子　93
6. 嚥下調整食を理解しよう ………………………… 友野義晴　101
7. 手術やその他の治療も知っておこう …………… 谷口　洋　114

Column 3 ネアンデルタール人とクロマニョン人 …… 谷口　洋　120

第4章　Q&A　こんなときどうする？

- **Q1** 誤嚥性肺炎に罹患したらもう経口摂取不可ですか？ … 谷口　洋　122
- **Q2** 気管切開孔を閉鎖してから経口摂取？ …………… 谷口　洋　126
- **Q3** カニューレ選びのポイントを教えてください …… 大村和弘　131
- **Q4** 経鼻胃管が挿入されていますが，食べてよいでしょうか？
   …………………………………………………… 谷口　洋　138
- **Q5** 酸素を吸入中ですが，食べてよいでしょうか？ … 谷口　洋　143
- **Q6** 窒息を疑う患者さんにどう対応したらよいですか？ … 大村和弘　146
- **Q7** 気管切開の適応と方法を教えてください ………… 大村和弘　151
- **Q8** 胃瘻作成に納得してくれません …………………… 谷口　洋　155
- **Q9** 経口摂取せず，経管栄養だけなのに発熱しました．なぜですか？
   …………………………………………………… 近藤きよ美　160

Q10	栄養剤はどれを使えばよいですか？	猿田加奈子	166
Q11	痩せてきました．栄養が足りないのでしょうか？	猿田加奈子	177
Q12	薬が内服できません	大塚淳一	182
Q13	胃管がよく詰まります．栄養剤のせいでしょうか？	大塚淳一	188
Q14	看護師さん，私の入院患者の指示簿は十分ですか？	近藤きよ美	194
Q15	リハビリテーション依頼のコツを教えてください	若井真紀子	198
Q16	退院時の食事指導はどうしたらよいですか？	友野義晴	201
Column 4	ディープインパクト：非常食としてあの栄養剤が！	谷口　洋	204

第5章　嚥下障害を引き起こす代表的な疾患と対処法　　谷口　洋

1	脳梗塞	206
2	パーキンソン病	214
3	加齢	220
Column 5	剣を飲む人：Sword swallower	谷口　洋	226

● 索引　　227

第 1 章

誤嚥性肺炎と嚥下障害

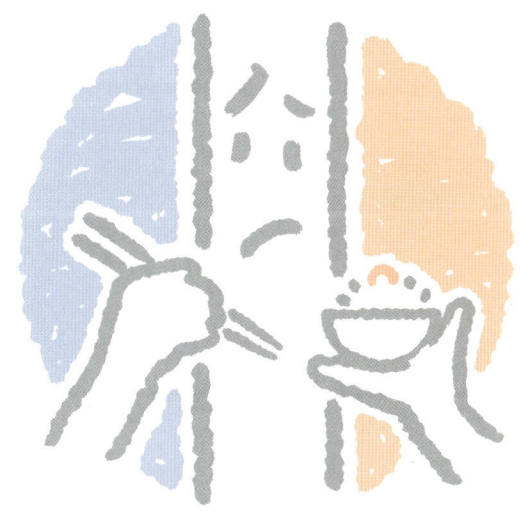

第1章 誤嚥性肺炎と嚥下障害

1 日本人の死因第3位が「肺炎」に！

Point
- 2011（平成23）年の日本人の死因順位は1位悪性新生物，2位心疾患，3位肺炎，4位脳血管疾患であり，肺炎が死因の第3位になった
- 肺炎の発症にはさまざまな要因が関与するが，高齢者では特に嚥下障害や誤嚥の影響が大きい

1 日本人の死因順位の変遷（図1）

　死因は医療の進歩はもとより，生活様式の変化や社会情勢により変遷します．戦後間もない頃は肺結核や肺炎で多くの方が亡くなりましたが，抗菌薬の進歩によってこれらの疾患の予後は大きく改善しました．その後は脳血管疾患が死因第1位の時代がしばらく続きましたが，これも検査や治療が進歩したので，罹患数は多いのですが，死因としての順位は下がっています（昔はCTもないなかで脳梗塞か脳出血かを診断していたわけです．治療が逆の疾患を鑑別するのに，先人たちはさぞかし苦労されたことでしょう）．CT検査の普及等で脳血管疾患の予後が改善した後は悪性新生物が今日まで死因の第1位となっています．

　悪性新生物，心疾患，脳血管疾患が死因のワースト・スリーを占める状況が数十年続きましたが，2011（平成23）年に大きな転機が訪れました．わずかな差ですが，**肺炎が脳血管疾患を抜いて第3位に浮上したのです**．そして，その後もやはり肺炎が死因の第3位になっています[1]（図2）．

2 なぜ肺炎の死亡数が増えているのか

　終戦間もないころは，衛生状態や国民の栄養状態が悪く，肺炎を含めた感染症で亡くなる方が大勢いました．その後にこれらの問題が改善し，さ

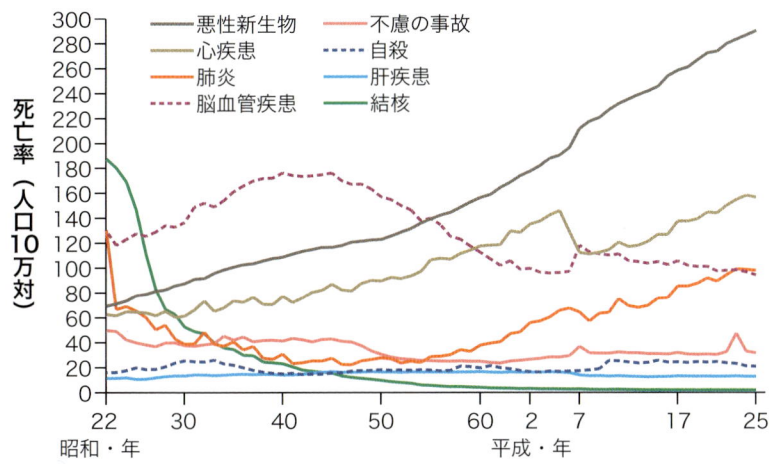

図1 ● 主な死因別にみた死亡率の年次推移（平成25年）
（文献1より引用）

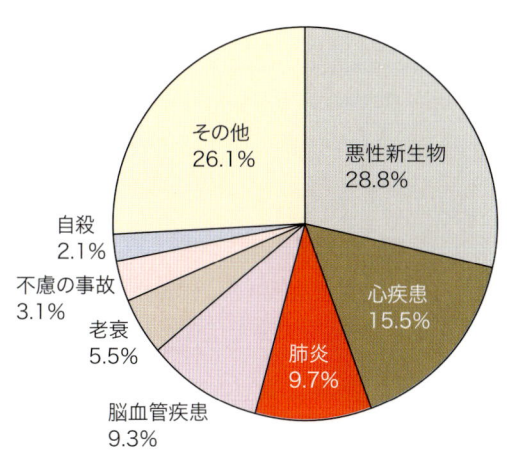

図2 ● 主な死因別死亡数の割合（平成25年）
（文献1より引用）

らには抗菌薬の目覚ましい進歩によって肺炎で亡くなる方は激減しました．しかし，減ったはずの肺炎による死亡数が昭和50年代から上昇に転じ，じわりじわりと増加して，ついには肺炎が死因の第3位となっています．

　この原因は大きく分けて2つあると思われます．まず，1つは**薬剤耐性**

菌の問題です．抗菌薬が進歩すれば，今度はその抗菌薬に対する耐性菌が出現し，いわゆる「いたちごっこ」が続いています．メチシリン耐性黄色ブドウ球菌（methicillin-resistant *Staphylococcus aureus*：MRSA），バンコマイシン耐性腸球菌（vancomycin-resistant *Enterococcus*：VRE），多剤耐性緑膿菌（multidrug-resistant *Pseudomonas aeruginosa*：MDRP）などなど，皆さんもこれらの薬剤耐性菌で困ったことがあるでしょう．

そしてもう1つの原因は**誤嚥性肺炎の増加**と思われます．Teramotoら[2]は，入院を要した589例の肺炎のうち66.8％が誤嚥性肺炎であり，高齢になるにつれて誤嚥性肺炎の率が高かったと報告しています．肺炎で亡くなる方は高齢者が多いこと，加齢により嚥下障害を呈してくることも併せると，誤嚥性肺炎で亡くなる方が多いと推察できます．そして高齢化が進んだことで，肺炎（誤嚥性肺炎）の死亡率が上昇したと考えて間違いないでしょう．

◆ 文献

1) 厚生労働省大臣官房統計情報部：平成25年人口動態統計月報年計（概数）の概況：http://www.mhlw.go.jp/toukei/saikin/hw/jinkou/geppo/nengai13/dl/kekka.pdf（2015年6月8日閲覧）
2) Teramoto S, et al：High incidence of aspiration pneumonia in community- and hospital-acquired pneumonia in hospitalized patients: a multicenter, prospective study in Japan. J Am Geriatr Soc, 56：577-579, 2008

〈谷口　洋〉

第1章 誤嚥性肺炎と嚥下障害

2 誤嚥性肺炎の原因となる嚥下障害とは

- 狭義の嚥下は口腔にある食べ物を胃まで飲み込むことをいう
- 摂食嚥下は狭義の嚥下に食物の認知，捕食，咀嚼を統括した概念である
- 摂食嚥下障害にはさまざまな原因疾患があるが，静的障害と動的障害に分類される
- 嚥下障害の原因疾患の大まかな特徴（急性か慢性か，認知障害や呼吸障害の有無，治療法の有無など）を捉えて，嚥下障害に対処する

1 誤嚥性肺炎の原因

　前項では肺炎，特に誤嚥性肺炎による死亡が増加していると述べました．では誤嚥性肺炎の原因は何でしょうか？

　原因はさまざまですが，嘔吐物や胃食道逆流による逆流物を誤嚥してしまうこともあります〔メンデルソン症候群（Mendelson syndrome）〕．あるいは気管挿管され人工呼吸器管理となっている患者さんにみられる人工呼吸器関連肺炎（ventilator associated pneumonia：VAP）も口腔内の汚染物を誤嚥することが関与しています．これらの病態も誤嚥性肺炎の一部で認められますが，なんといっても**誤嚥性肺炎の一番の原因は嚥下障害です**．

2 嚥下障害，摂食嚥下障害とは

　嚥下とは口腔にある食べ物を胃まで飲み込むことをいいます．**狭義の嚥下は食べ物を口に取り込む動作（捕食）や咀嚼を含みません**が，日常の臨床場面では捕食や咀嚼に問題があることも少なくありません．あるいは認知症の患者さんでは食べ物を認識しないで困ることがあります．よって，本邦では食物の認知，捕食，咀嚼と狭義の嚥下を統括し，**摂食嚥下**と表現

することが増えています．

　摂食の概念も含めて嚥下ということもありますが（**広義の嚥下**），大事なことは嚥下や摂食嚥下といった言葉の使い分けでなく，認知や咀嚼も含めて幅広く診ていくことではないでしょうか．

　何らかの疾患や病態により摂食や嚥下が円滑に行えない状態を嚥下障害あるいは摂食嚥下障害といいます．摂食障害と表現したときには精神神経科領域の神経性食欲不振症や神経性過食症を示すことが一般的ですので，注意してください．

　なお，嚥下は英語で言うと swallowing もしくは deglutition です．嚥下障害（摂食嚥下障害）は dysphagia，swallowing disorder，swallowing disturbance などといわれます．ヤクルトスワローズというプロ野球チームがありますが，球団名から強烈なメッセージ（ヤクルト飲もうぜ！）を感じるのは私だけでしょうか．ちなみに神経性食欲不振症や神経性過食症を示す摂食障害は eating disorder と言います．

3 嚥下障害の原因

　嚥下障害をきたす主な疾患を**静的障害（器質的障害）**と**動的障害（機能的障害）**に分類して表1に示します．あくまで代表的なものを示しただけであり，表に載せていない疾患も多々ありますのでご注意ください．また，嚥下の各期の詳細は次項で解説しますので，まずは大まかにどのような原因があるか知ってください．

　静的障害には口腔，咽喉頭，食道の主に**形態的な異常**に起因する嚥下障害を分類しています．一方，嚥下にまつわる器官が神経筋疾患等により**機能的障害を呈するものは動的障害**としています．

　このような分類を神経内科医の後輩に見せたところ，皮膚筋炎は咽頭筋に炎症細胞が浸潤して壊死が起こるので，器質的障害に分類すべきではと質問されたことがありました．確かに咽頭筋に器質的変化はあるが，その結果，咽頭収縮が低下して機能的障害が前面に出てくるので動的障害に分類してあると説明しました．それぞれの疾患を厳密に分類することはなかなか難しいですね．

表1 ● 主な嚥下障害の原因疾患

	静的障害（器質的障害）	動的障害（機能的障害）
主に口腔期を障害	唇顎口蓋裂，口内炎，舌炎，歯周病，口腔癌，舌癌	脳血管障害（特に偽性球麻痺タイプ），パーキンソン病，進行性核上性麻痺，筋萎縮性側索硬化症
主に咽頭期を障害	扁桃炎，扁桃周囲膿瘍，咽頭炎，喉頭炎，咽後膿瘍，頸椎椎体炎，咽頭癌，喉頭癌，甲状腺癌，頭頸部の放射線治療後，前縦靭帯骨化症（Forestier病），頸椎症の術後，気管切開後	脳血管障害（特に球麻痺タイプ），多発性硬化症，ヘルペス脳炎，パーキンソン病，進行性核上性麻痺，筋萎縮性側索硬化症，脊髄小脳変性症，認知症（アルツハイマー型，レビー小体型），皮膚筋炎，多発筋炎，封入体筋炎，筋強直性筋ジストロフィー，重症筋無力症，ギラン・バレー症候群，VZVによる神経炎
主に食道期を障害	食道ウエブ，食道憩室，食道炎，食道潰瘍，食道癌，食道裂孔ヘルニア，変形性脊椎症	パーキンソン病，多系統萎縮症，皮膚筋炎，多発筋炎，強皮症，食道アカラシア

VZV：varicella-zoster virus，水痘帯状疱疹ウイルス

表2 ● 嚥下障害の原因疾患を考える際のポイント

- 経過は一過性か進行性か，あるいは再発をくり返すのか
- 疾患の経過は早いか遅いか．病気の進行を日，月，年のいずれの単位で考えるか
- 嚥下の3期（口腔期，咽頭期，食道期）のうちいずれの期を主に障害するか
- 偽性球麻痺と球麻痺のどちらに近い障害か（厳密にこれらに二分されるわけではないが）
- 嚥下障害以外の症状，特に認知障害と呼吸障害がないか
- 根本的治療があるか，対症療法しかないか

4 嚥下障害の原因疾患を考える際のポイント

表1に示したように嚥下障害きたす疾患は無数に存在します．これらの疾患を本書ですべて解説していくことは紙面の都合上できません．また，皆さんがこれらの原因疾患の名前や特徴を詳細に覚えることも困難でしょう．ただ，1つ1つの疾患を細やかに覚えることは難しくても，**疾患の概念**を大まかにおさえておくことは嚥下障害を診るうえで非常に役立ちます．表2に原因疾患の特徴を把握する際のポイントを示します．

例えば同じ脳梗塞であっても，延髄外側梗塞による球麻痺と両側大脳の多発性脳梗塞による偽性球麻痺では嚥下リハビリテーションの方法が大き

く異なります．あるいは炎症性筋疾患でもステロイド治療によく反応する皮膚筋炎と免疫療法がほとんど効かない封入体筋炎では嚥下障害の治療のゴール設定が変わります．

　本書の**第5章**には嚥下障害を引き起こす代表的な疾患と対処法を示しますが，疾患ごとの嚥下障害の特徴を詳しく知りたい方には医歯薬出版から出版されている『疾患別に診る嚥下障害』[1]がお勧めです．

◆ 文献
1)「疾患別に診る嚥下障害」（片桐伯真，他/編，藤島一郎/監），医歯薬出版，2012

〈谷口　洋〉

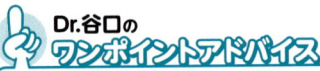

　ヤクルトスワローズのswallowですが，実は「飲む」の意味ではありません．ヤクルトの前身の国鉄スワローズ時代に特急「つばめ号」にちなんでつけられたとのことです．その後にヤクルトスワローズになったのはすごい偶然ですね．

3 ところで，嚥下のしくみを説明できますか？

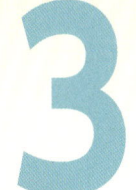

- 嚥下を考える際には咽喉頭の解剖学的知識が必要である．特に軟口蓋，喉頭蓋，喉頭蓋谷，梨状窩の構造と役割を理解する
- 狭義の嚥下は口腔期，咽頭期，食道期からなる（古典的モデル，3期モデル）
- 摂食嚥下は認知期，口腔準備期，口腔期，咽頭期，食道期に分けて考える（5期モデル）
- 咽頭期≒嚥下反射における複雑な咽喉頭の動きを理解する
- 固形物を咀嚼して嚥下する際には口腔準備期，口腔期，咽頭期が連続しており，それぞれがはっきり分けられないことがある（プロセスモデル）

　「嚥下は難しい」「嚥下障害はよくわからない」との発言は研修医だけでなく指導医からもよく聞かれます．嚥下は複雑な動きですので，嚥下障害にはさまざまな要因が絡みます．私もいまだに嚥下障害についてわからないことがたくさんあります．
　確かに嚥下や嚥下障害は難しいですが，初心者の皆さんでは嚥下にまつわる解剖や生理の知識が不足していることが多いと思われます．本項では「のど」の解剖を整理したうえで，嚥下のしくみを勉強しましょう．

1 咽喉頭の解剖

　図1に頭頸部の矢状断を示します．そして図2には喉頭内視鏡でみた上咽頭，中咽頭，下咽頭の様子を示します．
　いかがですか．まったく聞いたことがない用語はそれほどないでしょうが，解剖用語を聞いて部位や働きがすぐに思い浮かびますか？ 以下には咽喉頭の主な構造物とその役割を記載しますので，図1, 2と照らし合わせて覚えてください．

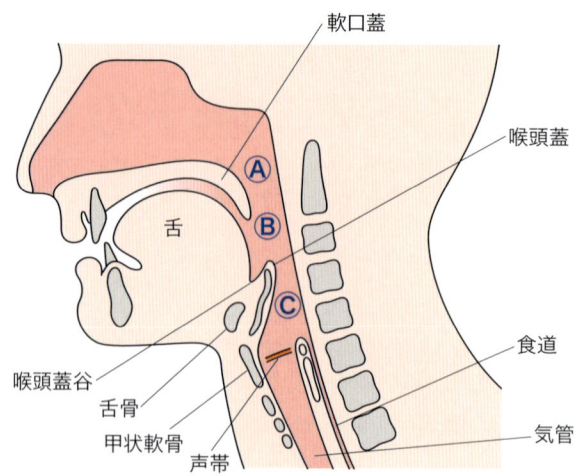

図1 ● 頭頸部の矢状断図
Ⓐ：上咽頭，Ⓑ：中咽頭，Ⓒ：下咽頭

1）軟口蓋（soft palate）

　　軟らかい口腔の蓋（ふた）です．口蓋帆挙筋や口蓋帆張筋などから構成され，**嚥下時に食塊が鼻腔に逆流しないように「ふた」**をします．

2）咽頭（pharynx）

　　鼻腔から食道までの管状構造物で**空気と食塊の通り道**です．軟口蓋より上方を**上咽頭**（鼻咽頭），軟口蓋から喉頭蓋までの高さを**中咽頭**，喉頭蓋より下方を**下咽頭**と分類します．

3）喉頭（larynx）

　　咽頭から気管までの声帯や甲状軟骨を含んだ器官で，**発声や呼吸に関与**します．

4）喉頭蓋（epiglottis）

　　嚥下時に喉頭に食塊が侵入しないように「ふた」をする構造物です．軟骨で形成されており，それ自体が動くわけでなく受動的に動きます．

5）喉頭蓋谷（vallecula）

　　舌根と喉頭蓋の間にある空間です．嚥下反射が起こる前に咽頭に送り込まれた食塊が一休みできるスペースです（勝手な解釈ですが）．逆に嚥下障

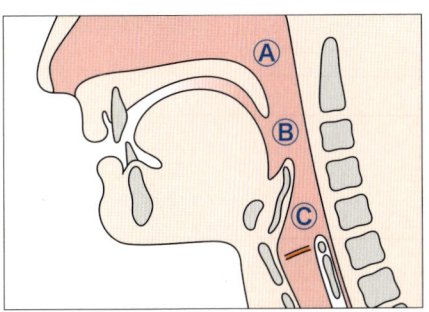
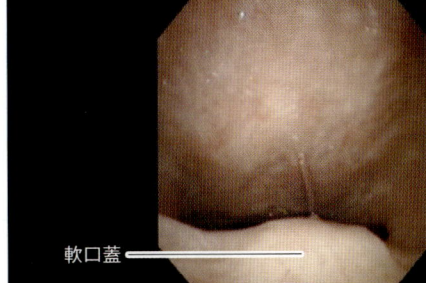
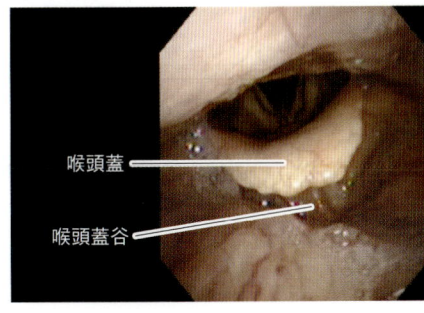
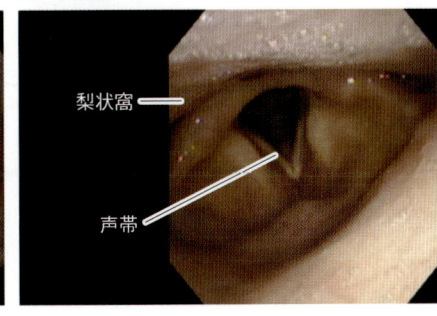

図2 ● 喉頭内視鏡でみた咽喉頭
左上にある咽喉頭の矢状断図のⒶ，Ⓑ，Ⓒのそれぞれの位置に喉頭内視鏡の先端を置いたときの図

害患者にとっては嚥下した後に**食塊が残留して困る部位**の1つです．麻酔科医にとっては気管挿管するときに，喉頭鏡の先端を当てて喉頭展開をするための部位でしょうか．

6) 梨状窩（pyriform sinus）

食道の入り口にあるふくらんだ空間です．大量の食塊を1回で飲みきれなかったときに，気管に誤嚥しないように下咽頭に貯めておくスペースです（これまた勝手な解釈です）．梨状窩は傍正中部の構造物なので，図1のような正中部の矢状断図では記載されていません．そのこともあって，立体的にイメージがしにくいようです．私は図3のような方法でスタッフや患者さんに梨状窩の構造を説明しています．

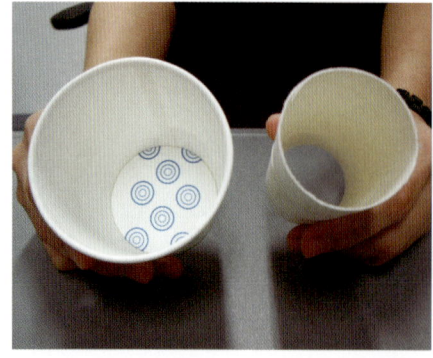
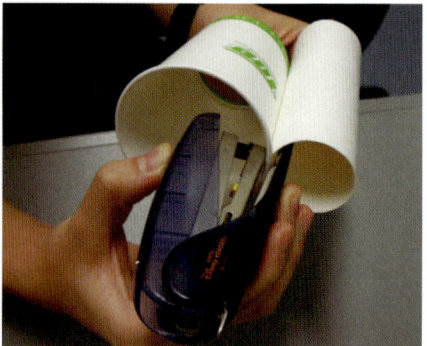
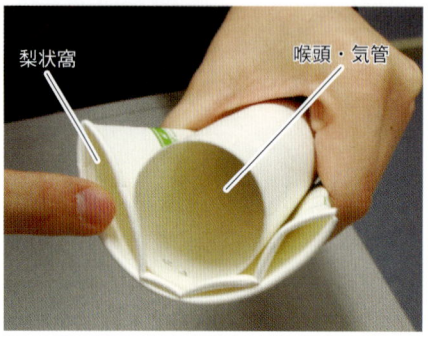

図3● 梨状窩の模型作成
A) 紙コップ（食道）とトイレットペーパーの芯（喉頭・気管）を用意する
B) 紙コップの底を抜いて，トイレットペーパーの芯とステイプラーでとめる
C) 紙コップを押しつぶす．指で示した紙コップのたわんだスペースが梨状窩に相当する

2 摂食嚥下の「期」と「相」

　嚥下のしくみを説明する前に摂食嚥下の「期」と「相」について説明しておきます．狭義の嚥下は古典的に**口腔期，咽頭期，食道期**に分けて述べられてきました（**古典的モデル，3期モデル**）．しかし，最近では前述のように摂食嚥下として捉えるようになり，**口腔準備期**（咀嚼）を加えた**4期モデル**，もしくはさらに**認知期**（先行期）も加えた**5期モデル**で考えることが増えています（**表**）．

　ところで，口腔期や咽頭期に対して口腔相や咽頭相という表現もありますが，どう違うのでしょうか？「**期：stage**」は咽頭や喉頭の器官の動きから分類し，「**相：phase**」は食塊の位置からの分類になります[1]．原則として期と相は一致しますが，嚥下障害があると期と相がずれることがあります．

表 ● 摂食嚥下の期の分類

	3期モデル（古典的モデル，狭義の嚥下）	4期モデル	5期モデル（摂食嚥下，広義の嚥下）
認知期（先行期）			○
捕食		(○)*	(○)*
口腔準備期		○	○
口腔期	○	○	○
咽頭期	○	○	○
食道期	○	○	○

文献によりさまざまな分類が用いられているので注意
＊：捕食は口腔準備期に含めることが多い

3 摂食嚥下のしくみ

摂食嚥下の5期モデルにしたがって，代表的な障害例を交えながら，各期のしくみについて説明していきます．

1）認知期（先行期）

食べることは，まず見て，嗅いで，触って食物を認識することから始まります．そして，食欲がわいて，食べようと気持ちが高まることが大事です．このように**食物を認識して，口に入れるまでを認知期**と呼びます．食物の認知に加えて，食物をスプーンや箸で**口元まで運ぶ動作も含めて先行期**と呼ぶこともあります．

アルツハイマー（Alzheimer）型認知症では脳幹の嚥下にかかわる神経細胞の障害は少ないですが，大脳の神経細胞の脱落により認知期が障害されることがあります．お腹が空いているはずなのに，頑として口を開けようとしなかったり，口に食べ物を無理に入れると，介護者に吐きかけたりすることがあります（**拒食**）．あるいはあたかも食べることを忘れてしまったかのように，食物に無反応な患者さんもいます．このような認知期の障害は，場合により最も対応が難しいかもしれません．

◆ 捕食

食べ物を箸やスプーンで口腔内に運んで口唇を閉じて，食塊を口の中に含むのが捕食です．捕食を独立した期として扱うこともありますが，次の口腔準備期に含めて考えることが多いようです．

脳血管障害やベル麻痺等で顔面筋の麻痺があると，麻痺側の口唇が閉鎖できずに食塊がこぼれ落ちます．食事介助の際には捕食の障害に注意しましょう．

2) 口腔準備期

捕食したのちに，**咀嚼をして食べ物を嚥下しやすい形状にするのが口腔準備期です**．咀嚼運動を口腔期と思っている医療従事者が多いので気をつけてください．狭義の嚥下の3期に口腔準備期を加えて**4期モデル**と表現することがあります（表）．

咀嚼運動では下顎が単に上下に動くだけでなく，左右にも動き，舌もリズミカルに動いて食塊を巧みに上下の歯列間に運びます（よく考えると舌を噛まないのが不思議でなりません）．咀嚼は意識してコントロールすることが可能ですが，意識をしなくても可能な**半自動運動**です．ちなみに，随意運動と反射の中間に位置する半自動運動としては，咀嚼のほかに歩行や呼吸が知られています．

多発性脳梗塞等による**偽性球麻痺**では口腔準備期が障害されることがよくあります．また，高齢者は**歯牙の喪失**や**義歯の不具合**により口腔準備期の障害をきたしやすいので注意してください．

3) 口腔期（図4A）

突然ですが，唾液を飲んでください．まず飲むときに口を閉じましたね（口を閉じないで飲むことはかなり困難です．そう，患者さんが胃カメラを飲み込み辛いのは仕方がないのです）．舌の先端はどこにありましたか？上顎の前歯の後方に舌の先端を押し付けていましたね．

この**舌尖を前歯の後方に押し付けて，食塊が舌背に載っている状態が口腔期の始まりです**．その後，舌背が前方から挙上していき，食塊が後方へ後方へと送り込まれていきます．食塊が口峡（舌根と軟口蓋で囲まれたあたり）に達すると嚥下反射が起こりますが，この**反射が起こるまでが口腔期**です．

口腔期の障害は口腔準備期と同様に，**偽性球麻痺**でよく認めます．筋萎縮性側索硬化症では偽性球麻痺に加えて，球麻痺によって舌が著明に萎縮するので，口腔期が強く障害されます．

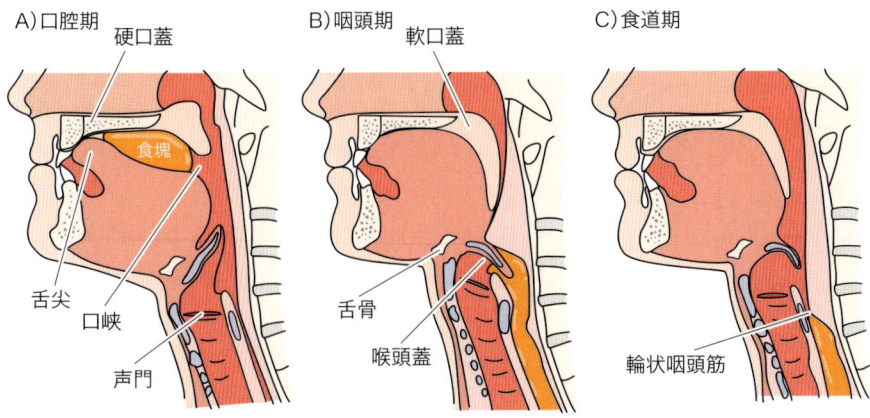

図4 ● 嚥下の各期の模式図
(文献2より引用)

4) 咽頭期（図4B）

　　食塊が口峡に達すると嚥下反射が起こり，咽頭から食道へ食塊が送り込まれます．この時期が咽頭期であり，この**咽頭期≒嚥下反射**こそが摂食嚥下のなかで最もダイナミックかつ複雑な動きを示します．

　　皆さん，また唾液を飲んでみてください．唾液を飲みこむ際には，**軟口蓋が挙上**して鼻腔への逆流を防ぎます．舌根が後方に移動して**咽頭が収縮**することで唾液が下咽頭へ送り込まれます．喉頭が上前方へ挙上して**輪状咽頭筋が弛緩**したことで**食道入口部が開大**して，唾液は食道に送り込まれるのです．さらには舌骨が挙上して**喉頭蓋が反転**し，**声帯が閉鎖**することで気管内に唾液が入らないようにしています．私たちは何気なく嚥下していますが，こんな複雑なことが無意識で行われているとは驚きですね．

　　咽頭期の複雑な動きは延髄にある central pattern generator（CPG）によりプログラミングされています．よって延髄外側梗塞〔ワレンベルグ（Wallenberg）症候群〕でCPGが障害されると嚥下障害は重篤化します．

5) 食道期（図4C）

　　食道の入り口（食道入口部）は通常，輪状咽頭筋により閉鎖しています．なぜならば閉鎖していないと，胃の内容物が逆流したり，吸気時に肺だけでなく食道にも空気が入ったりしてしまうからです．

食道入口部が開大して食塊が食道に送り込まれると，再び輪状咽頭筋が収縮して，挙上していた喉頭が下降して食道入口部は閉鎖します．食道に送り込まれた食塊は食道の蠕動運動により食道の下部に達し，下部食道括約筋が弛緩して胃に送り込まれます．

4 プロセスモデル

嚥下を認知期，口腔準備期，口腔期，咽頭期，食道期に分けて説明しましたが，よく理解できたでしょうか？

ここまで説明しておいて混乱させるようですが，この考え方は**液体の嚥下**でよくあてはまりますが，**固形物を咀嚼して嚥下**する際には，しばしばこの5期モデルがあてはまりません．**固形物を咀嚼しているとき，食塊の一部はすでに口峡を越えて咽頭に達していることがあるからです．**

HiiemaeとPalmerは固形物を咀嚼時に一部が舌の動きで中咽頭に送り込まれ，咽頭で食塊が形成されることを報告しました．この現象は**stage Ⅱ transport**と命名されています．そして，食塊が口峡を越えて嚥下反射が起こるとする古典的モデルに対し，咀嚼時にすでに食塊が咽頭へ達しているという考え方は**プロセスモデル**と呼ばれています[3]．古典的モデルは液体の嚥下（特に液体を口に含んだ後に指示を出されて飲む**命令嚥下**）に，プロセスモデルは固形物の嚥下（**咀嚼嚥下**や**自由嚥下**といいます）によくあてはまります．

◆ 文献

1) 進 武幹：嚥下の神経機序とその異常．耳鼻と臨床，40（S1）：239-422, 1994
2) 谷口 洋：口から食べるとはどういうことか．「Q&Aと症例でわかる！摂食・嚥下障害ケア」（藤島一郎，他/編），pp270-273, 羊土社，2013
3) Hiiemae KM & Palmer JB：Food transport and bolus formation during complete feeding sequences on foods of different initial consistency. Dysphagia, 14：31-42, 1999

〈谷口　洋〉

第 1 章　誤嚥性肺炎と嚥下障害

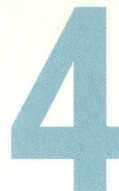

嚥下の解剖生理

- 咀嚼運動は随意的にも可能だが，意識しなくても可能な半自動運動である
- 嚥下の際に舌尖は上顎歯の後方に固定されて，舌運動の基点となる（アンカー機能）
- 嚥下の感覚入力は主に舌咽神経，迷走神経咽頭枝，上喉頭神経による
- 食塊の感覚入力は孤束核に至り，その情報はcentral pattern generator（CPG）に伝わる．嚥下反射の複雑な動きはCPGでプログラミングされている

　前項では簡単に咽喉頭の解剖を解説した後に摂食嚥下のしくみを5期モデルに基づいて説明しました．本項では嚥下の解剖生理について，もう少し詳しくお話しします．

　嚥下運動に関与する筋は非常に多いので，それらの筋肉の名称や神経支配を覚えるのは大変です．これらを全部覚えようとすると，嚥下障害の勉強がイヤになってしまうかもしれません…．本項の内容は大まかに理解していただき，症例を診たときに辞書代わりに本項で調べていただければ結構です．

1　嚥下の各期における解剖生理のポイント

1）捕食

　捕食の際には口を閉じますが，この動きには咬筋を中心とした閉口筋と口唇を閉じる口輪筋が関与します．前者は三叉神経支配で後者は顔面神経支配です（表）．臨床上で捕食の際に問題となるのはほとんどが**顔面神経麻痺による口唇の閉鎖不全**であり，三叉神経の麻痺で口がまったく閉じない

表 ● 嚥下に関与する主な筋の神経支配と働き

筋の分類	筋	神経支配	働き
表情筋群	口輪筋	顔面神経	口唇を閉じる
咀嚼筋群	咬筋，側頭筋，内・外側翼突筋	三叉神経	閉口する
	顎舌骨筋，外側翼突筋		開口する
	顎二腹筋	三叉・顔面神経	
	オトガイ舌骨筋	舌下神経	
舌筋群	内舌筋	舌下神経	舌を変形する
	オトガイ舌筋（外舌筋）		舌を前方へ出す
	舌骨舌筋，茎突舌筋（外舌筋）		舌を後方へ引く
口蓋筋群	口蓋帆挙筋	舌咽迷走神経	軟口蓋の挙上
	口蓋舌筋		口峡を狭める
舌骨上筋群	顎二腹筋	三叉・顔面神経	舌骨を挙上
	顎舌骨筋	三叉神経	
	オトガイ舌骨筋	舌下神経	
	茎突舌骨筋	顔面神経	
舌骨下筋群	甲状舌骨筋	頸神経（C2, 3）	甲状軟骨を挙上
内喉頭筋	外側輪状披裂筋，披裂筋，甲状披裂筋	反回神経	声帯を閉じる
咽頭筋群	茎突咽頭筋	舌咽神経	咽頭の挙上
	上・中・下咽頭収縮筋	舌咽迷走神経	咽頭の収縮
	輪状咽頭筋		食道入口部の閉鎖

ケースにはあまりお目にかかりません．口がまったく閉じないときはむしろ顎がはずれていないか（顎関節脱臼）を確認すべきでしょう．

2）口腔準備期

咀嚼運動には**閉口筋**（咬筋，側頭筋，内側翼突筋，外側翼突筋），**開口筋**（顎舌骨筋，オトガイ舌骨筋，顎二腹筋，外側翼突筋），および**舌筋群**が関与します．閉口筋は三叉神経が，開口筋は三叉・顔面・舌下神経が，舌筋群は舌下神経が支配しています（**表**）．

話は少しそれますが，片側の三叉神経麻痺ではどのような症状を呈するでしょうか？このような場合，閉口は可能ですが，開口すると下顎は麻痺側に偏倚します（下顎を対側に動かす外側翼突筋の麻痺による）．

咀嚼は意識してコントロールできますが，意識をしなくても可能な**半自動運動**です．この半自動運動は**脳幹**にある**咀嚼中枢**により制御されていま

す．動物実験では脳幹の咀嚼中枢が健在であれば，咀嚼運動が可能だとされています．一方，ヒトでは両側の大脳半球（特に弁蓋部）の障害により咀嚼が著明に障害されることが知られています（Foix-Chavany-Marie症候群）．ヒトにおける咀嚼中枢の有無や局在，あるいは咀嚼運動の制御における大脳と脳幹のかかわりあいについては，いまだ明らかではありません．

3）口腔期

　口腔期の主役は舌です．舌を動かす舌筋群は筋の起始が舌の外にある外舌筋と，舌の内にある内舌筋に分かれます．**外舌筋**は舌の位置を変える際に，**内舌筋**は舌自体の形を変形させる際に働きます．例えば挺舌をしたときに，舌を口腔から前方に突出させているのは外舌筋（オトガイ舌筋）の働きで，舌が細長くなっているのは内舌筋の作用によります．これらの筋のほとんどは舌下神経支配です（**表**）．

　話が再びそれますが，舌下神経麻痺ではどのような症状を呈するでしょうか？　実は**片側の麻痺では，思ったよりも口腔期や口腔準備期に影響は出ません**．しかし，麻痺が両側に及ぶと，とたんに著明な口腔準備期や口腔期の障害を呈します．ちなみに片側の舌下神経麻痺ではオトガイ舌筋の障害により，**挺舌の際に麻痺側へ舌が偏倚します**（麻痺側では舌の前方移動が弱く，健側がより前方へ移動するため）．

　口腔期の始まりの際に，舌尖は上顎の前歯の後方に強く押し当てられます．そして舌尖は口腔期から咽頭期まで，同部位に固定されています．皆さん，舌を上顎歯と下顎歯の間から少し出して，軽く舌を噛んだ状態で唾液を飲んでみてください．非常に飲みづらくないですか？　これは口腔期から咽頭期では舌尖が上顎歯の後方に固定され，そこを基点（アンカー）として舌運動が行われるからです．このような嚥下の際に舌尖から舌の前半部が固定される動きは**舌のアンカー機能**と呼ばれています[1]．舌のアンカー機能が失われると，口腔期の障害が顕著になります．

4）咽頭期

　食塊が咽頭に至ると嚥下反射が起こります．反射を考える際のポイントは入力，中枢，出力です．嚥下反射ではどうなっているのでしょうか．以下に入力，中枢，出力の順で解剖生理を説明します．

①入力

　咽頭感覚は**舌咽神経，迷走神経咽頭枝，上喉頭神経**により支配されています．なかでも迷走神経の枝である**上喉頭神経は喉頭蓋や披裂部を支配しており**[2]，食塊が気道に侵入しないように大事な働きをしています．これらの神経からの入力は延髄にある孤束核に送られます．

②中枢

　食塊による咽頭粘膜への感覚入力は**孤束核**に伝えられますが，その情報はやはり延髄にあるcentral pattern generator（CPG）に至ります．嚥下は複雑な運動なのにきわめて再現性が高いことが知られていますが，この複雑な動きをプログラミングしているのがCPGです[3]．ヒトのCPGの詳細は不明ですが，延髄の孤束核と疑核の間に位置すると推測されています．

③出力

　咽頭の感覚入力が孤束核を経由してCPGに伝わると，**CPGが興奮して嚥下にまつわる運動神経核に指令を出します．**

　口蓋帆挙筋は軟口蓋を挙上して鼻腔への逆流を防ぎ（図矢印a），**咽頭収縮筋**は咽頭を収縮して食塊を下方へ押し込みます（図矢印b）．

　舌骨上筋群と**甲状舌骨筋**が収縮して舌骨・喉頭が上前方へ引き上げられ，**輪状咽頭筋**が弛緩して食道入口部が開大します（図矢印c）．この輪状咽頭筋の弛緩もCPGが疑核に抑制の指令を伝えることで起こります．

　喉頭蓋の反転（図矢印e）は喉頭蓋と連結している舌骨が**舌骨上筋群**により挙上（図矢印d）することで起こります．

　声帯は迷走神経の枝である反回神経に支配されていますが，嚥下時には閉鎖して食塊の気管への侵入を防ぎます．

　以上の各筋の神経支配と働きは**表**を参照してください．

5）**食道期**

　食道にある食塊は蠕動運動により胃に送り込まれます．食道の蠕動運動は**迷走神経**に支配されています．咽喉頭の筋群は迷走神経の疑核に支配されていますが，食道の筋群は同じ迷走神経でも**背側核**の支配です．

　食道から胃に食塊を送り込む蠕動運動には**一次蠕動**と**二次蠕動**があります．一次蠕動は嚥下反射に引き続いて起こり，二次蠕動は食塊が局所の食道壁を伸展することで発生します．

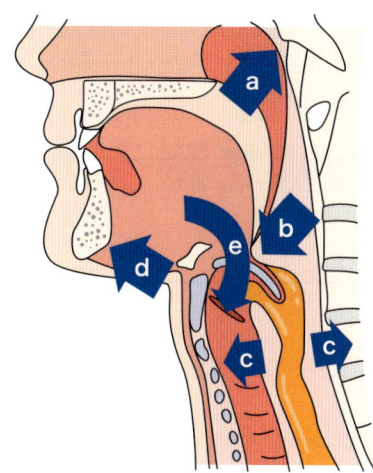

図● 咽頭期の器官および筋の動き
(文献4より引用)

2 嚥下における大脳の関与

　孤束核，CPG，疑核といった嚥下に関する重要な構造物はいずれも延髄に位置します．動物実験ではこれらの脳幹の構造が保たれていれば嚥下反射を起こすことができますが，ヒトでは両側大脳の脳梗塞でも偽性球麻痺により嚥下障害が出現します．また，食塊がなくても飲もうと思えばいつでも空嚥下できることからも，大脳の嚥下への関与は明らかです．

　近年ではfunctional MRIやPETにより嚥下時の大脳の血流変化を検討した報告が増えています．**中心前回，中心後回，帯状回，島回，下頭頂小葉**が嚥下時に賦活化されると報告されていますが，これらの役割やネットワークの詳細は不明です．紙面の都合から嚥下における大脳の関与について本書では詳しく述べませんが，興味をもたれた方は私の総説[5]をご参照ください（インターネットで自由にダウンロードできます）．

◆ 文献

1) Kahrilas PJ, et al：Deglutitive tongue action: volume accommodation and bolus propulsion. Gastroenterology, 104：152-162, 1993
2) Mu L & Sanders I：Sensory nerve supply of the human oro- and laryngopharynx: a preliminary study. Anat Rec, 258：406-420, 2000
3) Umezaki T, et al：Medullary swallowing-related neurons in the anesthetized cat. Neuroreport, 9：1793-1798, 1998
4) 谷口 洋：解剖・生理の基礎知識．「Q＆Aと症例でわかる！摂食・嚥下障害ケア」（藤島一郎，他/編），pp274-277，羊土社，2013
5) 谷口 洋：脳梗塞における病巣部位による嚥下障害の検討．高次脳機能研究，30：407-412, 2010

〈谷口　洋〉

第 1 章　誤嚥性肺炎と嚥下障害

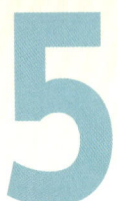
いつ嚥下障害を疑うか

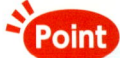

- 嚥下障害では流涎，口腔内汚染，ムセ，咽喉頭異常感覚，体重減少などの多彩な症状を呈する
- 詳細な問診が必要になるが，嚥下障害の質問紙を利用すると便利であり，かつ聴きもらしが減る

　嚥下障害はさまざまな症状や合併症を呈します．そのなかで一番問題になるのは誤嚥性肺炎と窒息でしょう．これらの命を脅かす状態になってから嚥下障害に気づくのでは遅く，私たちはその前に嚥下障害の存在を察知しなければなりません．本項では嚥下障害の症状とその問診（質問紙）について学びましょう．

1　嚥下障害の症状

1）唾液貯留，流涎

　1日に分泌される唾液の量をご存じですか？　実は1日あたり1〜1.5 Lもの唾液が分泌されています．私たちは何気なく唾液を飲んでいますが，嚥下障害例ではこの唾液で困ることがあります．

　側頭葉てんかんで唾液が異常分泌することもありますが（なんと1回の発作で500 mLも唾液が分泌）[1]，**唾液貯留や流涎（よだれ）を認めたときは分泌亢進でなく嚥下障害の存在を疑いましょう**．

　流涎はパーキンソン（Parkinson）病でよく知られた症状です．流涎を呈するパーキンソン病では，内視鏡検査を施行すると10.7％で唾液の不顕性誤嚥を認めたと報告されています[2]．

A）口腔所見   B）咽喉頭所見

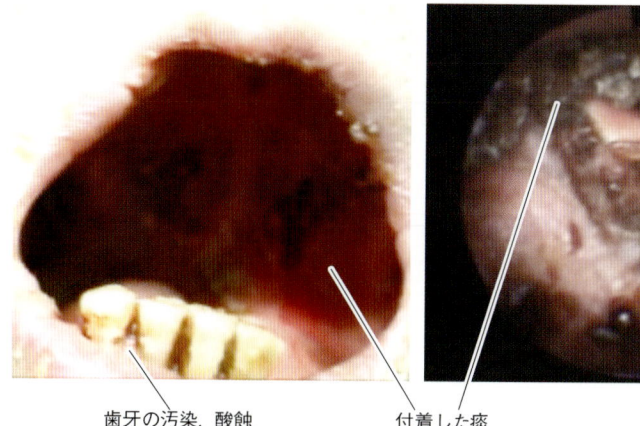
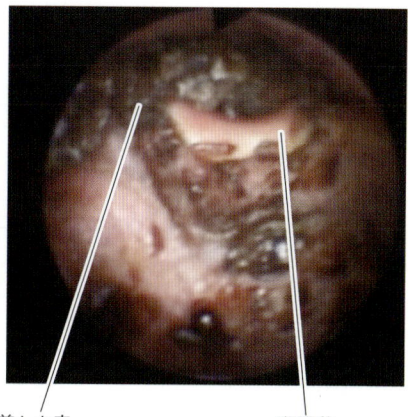

歯牙の汚染，酸蝕　　付着した痰　　喉頭蓋

図1 ● 口腔内汚染と咽頭汚染
口腔内が汚染されていると（A），咽頭も汚染されていること（B）が多いので注意を要する
(写真提供：浜松市リハビリテーション病院　藤島一郎先生)

2) 口腔内汚染

　嚥下障害例では口臭，歯垢，歯肉出血，舌苔，食物残渣あるいは痰の付着といった口腔内汚染を呈することが珍しくありません．口腔内汚染は口腔期の問題だけでなく，咽頭期の障害に起因することがあります．また，**口腔内汚染は咽頭汚染と相関**することも知られています（図1）．あるいは胃食道逆流性症（gastroesophageal reflux disease：GERD）が歯牙の酸蝕を起こすこともあります．**口腔内汚染を診たときは口腔期だけでなく咽頭期，食道期の嚥下障害も考えましょう**．

3) 誤嚥

　食塊や唾液が気道に入ることを**誤嚥**（aspiration）といいます．一般的には気道に食塊が入れば誤嚥ですが，嚥下障害の業界では声帯の下まで食塊が入った場合のみ誤嚥と呼びます．食塊が声帯の上までしか入らなかったときは**侵入**（penetration）と呼んでいます（図2）．
　誤嚥や侵入は嚥下障害の主症状の1つですが，自他覚的には後述のムセとしてとらえられることがほとんどです．逆に**むせない誤嚥**（silent aspiration）は嚥下造影検査や嚥下内視鏡検査を施行しないとわからないので厄介です．

A）侵入　　　　　　　　　　　　B）誤嚥

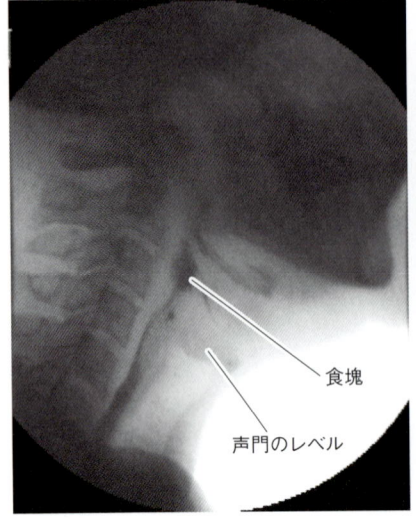
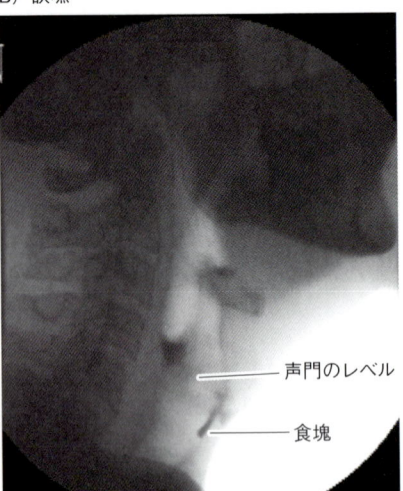

図2● 嚥下造影検査における侵入と誤嚥
A）食塊を喉頭前庭に認めるが声門下には達していない（侵入：penetration）
B）食塊が声門を越えて気管に達している（誤嚥：aspiration）

4）ムセ

　嚥下障害の症状として皆さんが一番イメージするのは，むせることや咳き込むことではないでしょうか．実は「ムセ」という名詞は国語辞典にほとんど掲載されていませんが，**嚥下に関連した咳が「ムセ」**といえるでしょう．英語で「ムセ」はcough，「むせる」はcoughあるいはchokeになります．

　私たち健常人も食事中にむせることがたまにありますが，その際は誤嚥までしておらず侵入がほとんどです．これは誤嚥までしたかと思うことが稀にありますが，そのときは本当に息ができなくなるくらい苦しいものです．

　ムセの問診で大事なことはそのタイミングや状況です．飲み込んだときのムセは嚥下時の誤嚥を疑いますし，飲み込んで少ししてからのムセは嚥下後の咽頭残留を誤嚥していることが疑われます．症例によっては易疲労性や集中力の低下から食事の前半はよいものの，後半になってむせることがあります．あるいは食事と関係なく唾液でむせている方もいます．夜間の咳と聞くと，気管支喘息や後鼻漏を想像するかもしれませんが，嚥下障

害から**唾液誤嚥で咳をしている例もありますので注意してください**．ムセは嚥下障害の重要な症状です．詳細な問診を心がけましょう．

5) 嚥下困難感，残留感

飲み込みづらい，食べ物が入っていかない，食べ物が残る等の嚥下困難感も嚥下障害例でよく聞かれる訴えです．その際には口腔内か，咽頭レベルか，それとも食道のあたりなのか，部位を確認しましょう．

6) 咽喉頭の異常感覚

喉頭や下咽頭に異物感や閉塞感を訴えて耳鼻咽喉科に受診される患者さんは意外といらっしゃいます．これらの方の多くは癌やポリープといった器質的疾患が否定され，**喉頭異常感症**や**ヒステリー球**と診断されます．喉頭異常感症は癌恐怖症や不安神経症によることが多いのですが，なかには嚥下障害が原因のこともあります．

嚥下障害から唾液貯留や唾液侵入を認めたり，食物残渣が下咽頭にあったりすることで，異常感覚を呈することがありますのでご注意ください．

7) 湿性嗄声

嗄声はかすれた声のことですが，**声帯の閉鎖不全による気息性（乾性）嗄声**と**唾液貯留による湿性嗄声**に分かれます．

湿性嗄声を聞いたときには嚥下障害により唾液が貯留している図3のような喉をイメージしてください．

8) 体重減少

嚥下障害では体重減少を少なからず認めます．重度の嚥下障害で明らかに体重が減ることもありますが，軽度の嚥下障害で本人も気づかないうちにゆっくりと減少することもあります．

また，筋萎縮性側索硬化症では嚥下障害もさることながら，疾患自体から筋萎縮をきたすこともあり，体重減少が顕著になります．体重減少はさまざまな原因で起こる非特異的な症状ですが，見逃さずに原因検索をしっかりと行いましょう．

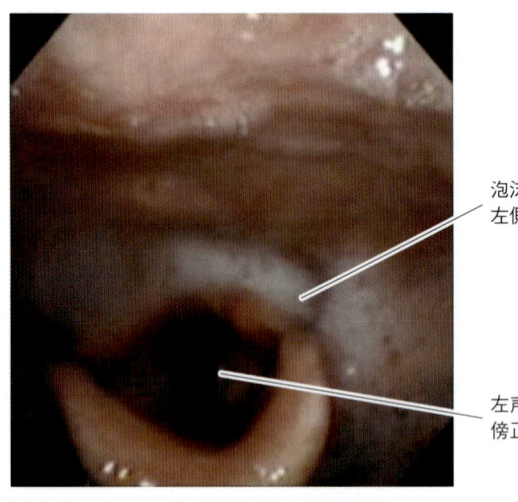

図3 ● ワレンベルグ症候群の喉頭所見
左延髄外側梗塞によりワレンベルグ症候群を呈した症例．湿性嗄声を認めたが，内視鏡検査では左声帯麻痺，泡沫状唾液の貯留，唾液の喉頭侵入を認めた

2 嚥下障害の問診，質問紙

　嚥下障害は多彩な症状を呈するので，詳細な問診が必要になります．その項目は多岐にわたるので，慣れないうちは時間がかかったり，聴きもらしたりします．そんなときに便利なのは質問紙です．

　質問紙は施設や報告によりさまざまなものがありますが，本邦では**聖隷式嚥下質問紙**[3]が汎用されています（**表**）．質問は15項目からなり，項目は肺炎の既往，栄養状態，咽頭機能，口腔機能，食道機能および声門防御機構と幅が広いのが特徴です．質問は平易な文章で一般人でも理解しやすい内容になっており，回答は「A：重い症状」「B：軽い症状」「C：症状なし」の3段階で答えるようになっています．大熊らは嚥下造影検査等による嚥下障害の有無と質問紙の回答を比較したところ，Aの回答がある例を嚥下障害ありとすると，感度が92％，特異度は90.1％であったと報告しています[3]．

　質問紙を病棟や外来に常備しておき，看護師にも利用していただくと問診が効率的になります．ただ，異常な項目があったときにはさらなる質問を追加することを忘れないでください．

表 聖隷式嚥下質問紙

あなたの嚥下（飲み込み，食べ物を口から食べて胃まで運ぶこと）の状態についていくつかの質問をいたします．ここ2, 3年のことについてお答えください．
いずれも大切な症状ですので，よく読んでA, B, Cのいずれかに丸をつけて下さい．

1. 肺炎と診断されたことがありますか？	A. 繰り返す	B. 一度だけ	C. なし
2. やせてきましたか？	A. 明らかに	B. わずかに	C. なし
3. 物が飲み込みにくいと感じることがありますか？	A. しばしば	B. ときどき	C. なし
4. 食事中にむせることがありますか？	A. しばしば	B. ときどき	C. なし
5. お茶を飲むときにむせることがありますか？	A. しばしば	B. ときどき	C. なし
6. 食事中や食後，それ以外の時にものがゴロゴロ（痰が絡んだ感じ）することがありますか？	A. しばしば	B. ときどき	C. なし
7. のどに食べ物が残る感じがすることがありますか？	A. しばしば	B. ときどき	C. なし
8. 食べるのが遅くなりましたか？	A. たいへん	B. わずかに	C. なし
9. 硬いものが食べにくくなりましたか？	A. たいへん	B. わずかに	C. なし
10. 口から食べ物がこぼれることがありますか？	A. しばしば	B. ときどき	C. なし
11. 口の中に食べ物が残ることがありますか？	A. しばしば	B. ときどき	C. なし
12. 食べ物や酸っぱい液が胃からのどに戻ってくることがありますか？	A. しばしば	B. ときどき	C. なし
13. 胸に食べ物が残ったり，つまった感じがすることがありますか？	A. しばしば	B. ときどき	C. なし
14. 夜，咳でねむれなかったり目覚めたりすることがありますか？	A. しばしば	B. ときどき	C. なし
15. 声がかすれてきましたか？（がらがら声，かすれ声など）	A. たいへん	B. わずかに	C. なし

（文献3より引用）

◆ 文献

1) 森田昌代，他：異常に多量の流涎を主症状とする左内側側頭葉てんかんの1例．臨床神経，41：809-812, 2001
2) Rodrigues B, et al：Silent saliva aspiration in Parkinson's disease. Mov Disord, 26：138-141, 2011
3) 大熊るり，他：摂食・嚥下障害スクリーニングのための質問紙の開発．日摂食嚥下リハ会誌，6：3-8, 2002

〈谷口　洋〉

第1章 誤嚥性肺炎と嚥下障害

6 嚥下障害に出会ったら

- 嚥下障害を疑ったときは，主治医として問診，診察，スクリーニングテストまで自分で行う
- 食事の様子を自分の目で見る．百聞は一見にしかず
- スクリーニングテストで異常があれば専門家に嚥下機能検査を依頼する
- 嚥下障害の治療の前に，原因疾患の治療を検討する
- 嚥下障害の治療には内科的（薬物）治療，外科的治療，嚥下リハビリテーションがある

　嚥下障害は決して珍しい症状，症候ではありません．研修医の皆さんがどの診療科をローテーションしても，そこに嚥下障害で困っている患者さんがいる可能性があります．将来，どの診療科を選んでもおそらく嚥下障害で悩むことがあるでしょう．眼科や皮膚科を選択したとしても，高齢者を相手にしている限り例外ではありません．例えば白内障の手術で入院した患者さんが食事でむせていたら，主治医として初期対応をしなければなりません．では，嚥下障害に出会ったら何をすべきでしょうか．

1 診断

1）問診，診察

　前項で解説したように嚥下障害は多彩な症状を呈するので，質問紙も活用して詳細な問診を心がけてください．そして一般的身体所見や神経所見も一通り診ましょう．

　問診や神経診察も必要ですが，嚥下障害を診るうえで一番大事なことは何でしょうか？　それは**食事の様子を実際に見る**ことです．すべての領域において，臨床の本質は「百聞は一見にしかず」です．食事でむせていたと

看護師から報告を受けて，そのまま指導医に伝えては駄目です．自分で患者さんの食事の実際を見てください．

2）スクリーニングテスト

問診や診察で嚥下障害が疑われたら，**本格的な検査の前にスクリーニングテストをしましょう**．スクリーニングテストの内容は**第2章2**で説明します．少なくともここまでは主治医や病棟スタッフで施行してください．

3）嚥下機能検査（内視鏡検査，造影検査）

スクリーニングテストで問題があれば次は嚥下機能検査になります．これらの検査は耳鼻咽喉科，リハビリテーション科，歯科で行われることが多いです．ただ，これらの診療科の医師全員が嚥下障害に精通しているわけではありません．また，機材の問題から嚥下機能検査ができない病院もあります．嚥下機能検査ができないときには，残念ですがそのなかで対応するしかありません．

2 治療

1）原因疾患の治療

嚥下障害の治療といえば嚥下リハビリテーションを思い浮かべるかもしれませんが，その前になぜ嚥下障害を呈したか，原因疾患が何かを考えなければなりません．原因疾患がはっきりしないときもありますが，**原因疾患が何か，その疾患が治療できないかを先に考えてください**．これは耳鼻咽喉科やリハビリテーション科に任せきりにしないで，主治医も一緒に検討すべきことです．

特に**入院中に発症した嚥下障害では医原性の問題がないか注意**しましょう．医原性で多いのは薬剤や，胃管等のチューブ類です．原因となった薬剤の中止や胃管を細くするだけで嚥下障害がよくなることもあります．

2）内科的（薬物）治療

嚥下障害は内科的治療でよくなるのでしょうか？ ACE阻害薬[1]，アマンタジン[2]（シンメトレル®），シロスタゾール[3]（プレタール®）には誤嚥性肺炎のリスクを低下させる効果が報告されています．ただし，これらの効

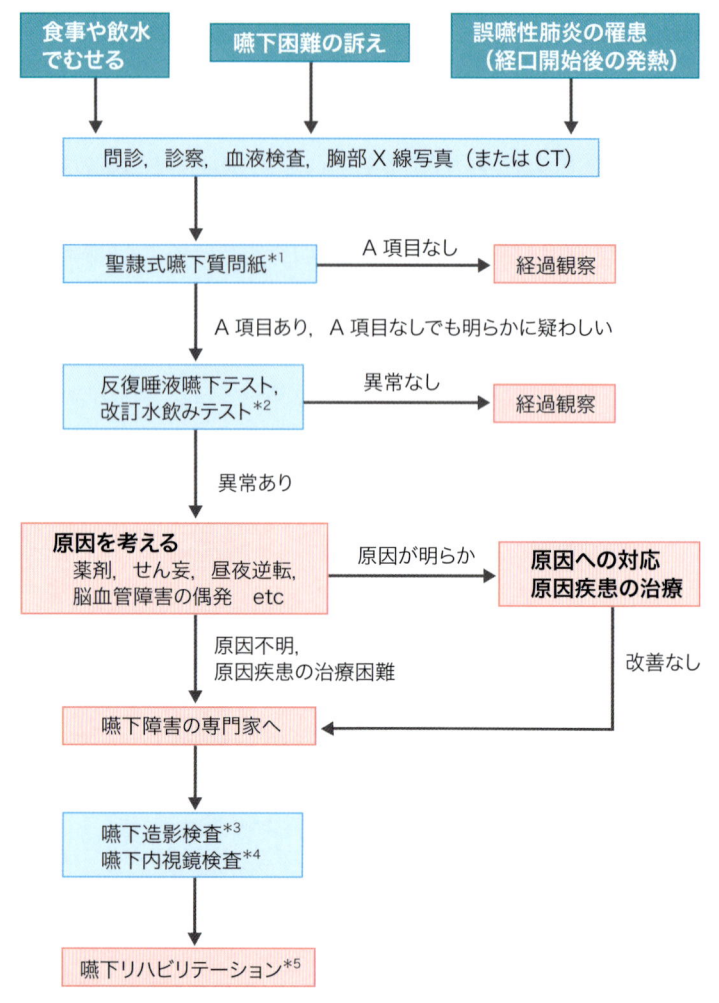

```
┌──────────────┐  ┌──────────────┐  ┌──────────────────┐
│ 食事や飲水   │  │ 嚥下困難の訴え│  │ 誤嚥性肺炎の罹患 │
│ でむせる     │  │              │  │（経口開始後の発熱）│
└──────┬───────┘  └──────┬───────┘  └────────┬─────────┘
       └─────────────────┼───────────────────┘
                         ▼
        ┌────────────────────────────────────────┐
        │ 問診，診察，血液検査，胸部Ｘ線写真（またはCT）│
        └────────────────┬───────────────────────┘
                         ▼
             ┌──────────────────┐   A項目なし    ┌──────────┐
             │ 聖隷式嚥下質問紙*1├──────────────▶│ 経過観察 │
             └────────┬─────────┘                └──────────┘
          A項目あり，A項目なしでも明らかに疑わしい
                      ▼
             ┌──────────────────┐    異常なし    ┌──────────┐
             │ 反復唾液嚥下テスト，├──────────────▶│ 経過観察 │
             │ 改訂水飲みテスト*2│                └──────────┘
             └────────┬─────────┘
                   異常あり
                      ▼
        ┌──────────────────────┐  原因が明らか  ┌──────────────┐
        │ 原因を考える         ├───────────────▶│ 原因への対応 │
        │ 薬剤，せん妄，昼夜逆転│                │ 原因疾患の治療│
        │ 脳血管障害の偶発 etc │                └──────┬───────┘
        └──────────┬───────────┘                     改善なし
           原因不明，                                     │
           原因疾患の治療困難                             │
                   ▼                                     │
             ┌──────────────────┐◀─────────────────────┘
             │ 嚥下障害の専門家へ│
             └────────┬─────────┘
                      ▼
             ┌──────────────────┐
             │ 嚥下造影検査*3   │
             │ 嚥下内視鏡検査*4 │
             └────────┬─────────┘
                      ▼
             ┌──────────────────┐
             │ 嚥下リハビリテーション*5 │
             └──────────────────┘
```

図 ● 嚥下障害への対応のフローチャート

嚥下障害の専門家がいる病院でのチャート．代表的なものを示したが，嚥下障害の原因や重症度によりさまざまなバリエーションがありうる
＊1：第1章5を参照，＊2：第2章2を参照，＊3：第2章3を参照，＊4：第2章4を参照，＊5：第3章を参照

果は軽度の嚥下障害例に限られます．ゼリーも食べられるかどうかの重症例では薬物治療だけでは対応できないのでご注意ください．

3）外科的治療

　　嚥下機能を改善する手術があることを知っていますか．施設や適応は限られますが，**嚥下機能改善手術**で食べられるようになる人はいるのです（**第3章7**を参照）．

　　外科的治療の適応は嚥下障害を専門にしている医師が判断することになりますが，嚥下機能改善手術の存在は知っておいてください．

4）嚥下リハビリテーション（嚥下リハ）

　　嚥下障害の治療の中心はやはり嚥下リハです．詳細は**第3章**で解説します．難しいものもありますが，簡単なものはこの本を片手に病棟で取り組んでみてください．

3　嚥下障害への対応のフローチャート

　　嚥下障害への対応はそれぞれの病院の状況によって大きく変わりますが，**図**に嚥下障害の専門家がいる病院でのフローチャートを示します．参考にしてみてください．

◆ 文献

1) Arai T, et al：ACE inhibitors and protection against pneumonia in elderly patients with stroke. Neurology, 64：573-574, 2005
2) Nakagawa T, et al：Sputum substance P in aspiration pneumonia. Lancet, 345：1447, 1995
3) Shinohara Y：Antiplatelet cilostazol is effective in the prevention of pneumonia in ischemic stroke patients in the chronic stage. Cerebrovasc Dis, 22：57-60, 2006

〈谷口　洋〉

Column 1

猿の惑星：猿が喋った！

　皆さんは「猿の惑星」をご存じですか？　フランスの小説家，ピエール・ブール（Pierre Boulle, 1912～1994）によるSF小説で，1968年に映画化されています．公開当時は私も産まれていませんが，後にテレビで放送されたときに観ました．チンパンジー，ゴリラ，オランウータンが歩いたり，喋ったりする映像にびっくりしたことを覚えています．猿たちの動きはリアルで，公開から半世紀たった今でも色あせていません．

　物語は宇宙船がある惑星に不時着するところから始まります．宇宙飛行士が惑星に降り立つと，何とそこは知能の発達した猿に支配されていました．猿は二足歩行して馬にも乗り，普通に喋るのです．しかも英語!?　一方，人間らしき生物は猿の奴隷と化しています．そして衝撃的なクライマックスシーンで，その惑星が未来の地球だったことが判明するのです．

　ちょっと待った！　確かに猿は賢いです．教えれば自動販売機でジュースを買えますし，パックマン（昔のゲーム）で遊ぶこともできるそうです．しかし，喋ることはできないはず!!

　猿は喉頭の位置が高く咽頭腔が短いために，構音が苦手です．空気と食物の通り道が人間よりも分かれており，呼気は鼻に行きやすくなっています．その他に舌の形態（前後に細長い）や可動域の制限などもあり，人間のように巧みに声を操ることはできません．賢くても喋れないのです．

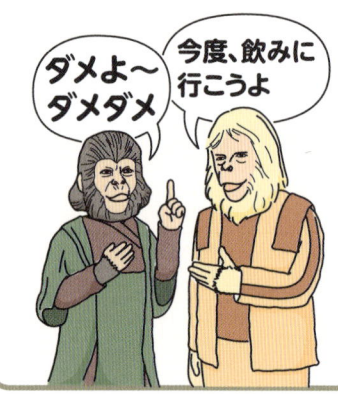

　最近，猿の惑星の続編が公開されました．続編ですが時代はさかのぼって，どうして人間と猿の立場が逆転したかを教えてくれます．さて，猿がどうして賢くなり，喋れるようになったのでしょうか．ネタバレになってしまうのでこれ以上は書けませんが，私はあまり納得が…．

（谷口　洋）

第 2 章

嚥下障害の評価

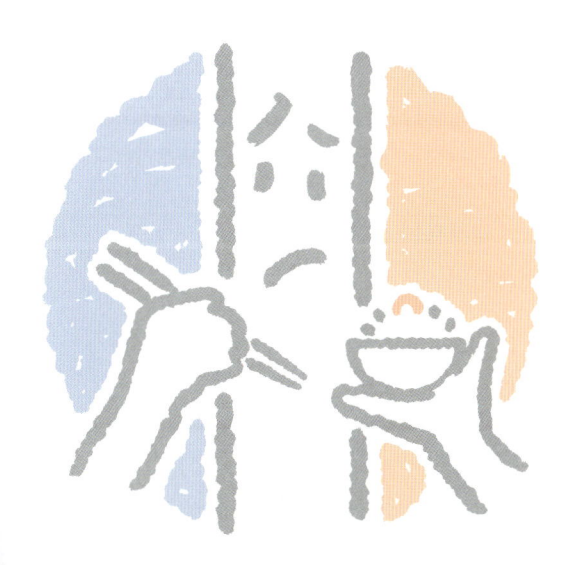

第2章 嚥下障害の評価

1 嚥下障害の評価法の種類

Point
- 嚥下障害を評価する際は，まずスクリーニングテストを行い，問題があれば嚥下機能検査を行う
- スクリーニングテストとしては質問紙法，反復唾液嚥下テスト，水飲みテスト，嚥下誘発テストが知られている
- 代表的な嚥下機能検査には嚥下造影検査と嚥下内視鏡検査がある

　嚥下障害の存在が問診や診察で疑われたら，スクリーニングテストを行い，さらに嚥下機能検査で精査をすすめていくことを前章で説明しました（第1章6図）．本章では嚥下障害の評価法について解説します．

1 スクリーニングテスト

　嚥下障害の存在が疑われたときには，嚥下内視鏡検査や嚥下造影検査を施行する前に**スクリーニングテスト**（第2章2を参照）を行うことが勧められています[1]．これは検査の枠数が限られていて嚥下障害が疑われた全例に対応できないこともありますが，どの程度の嚥下障害なのか目星をつけておく目的もあります．

　本邦の5学会（日本脳卒中学会，日本脳神経外科学会，日本神経学会，日本神経治療学会，日本リハビリテーション医学会）で作成された脳卒中治療ガイドライン2009には，スクリーニングテストとして**質問紙法，反復唾液嚥下テスト，水飲みテスト，嚥下誘発テスト**が掲載されました[1]．これらの方法はいずれも嚥下障害の検出に対して優れた感度と特異度を示しています．

表● 嚥下造影検査と嚥下内視鏡検査の特徴

	嚥下造影検査	嚥下内視鏡検査
被曝	あり	なし
機動性	透視室への移動が必要	ベッドサイドで可能
合併症・リスク	・被曝 ・造影剤の誤嚥	・内視鏡の挿入による痛み ・鼻出血・喉頭痙攣・迷走神経反射
検査食	造影剤を添加した検査食を作製しなければならない	実際に摂取している食品，水分，内服薬で検査可能
観察しやすい項目	・口腔準備期，口腔期，咽頭期，食道期における食塊の移動や残留 ・舌運動，咀嚼運動，咽頭収縮，喉頭挙上，喉頭蓋の反転，食道入口部の開大	咽喉頭粘膜の性状，咽喉頭感覚，軟口蓋の動き，声帯の動き，唾液の貯留や喉頭侵入の有無
観察しにくい項目	咽喉頭粘膜の性状，咽喉頭感覚の低下，声帯麻痺の有無，唾液貯留や喉頭侵入の有無	・口腔準備期，口腔期，食道期 ・舌運動，咀嚼運動，咽頭収縮，喉頭挙上，喉頭蓋の反転，食道入口部の開大

2 嚥下機能検査

　　嚥下機能検査には嚥下造影検査，嚥下内視鏡検査，嚥下圧測定検査，咽喉頭の針筋電図などがあります．それぞれの検査には利点と欠点がありますが，なかでも**嚥下造影検査**（第2章3を参照）と**嚥下内視鏡検査**（第2章4を参照）が嚥下機能検査の双璧といえるでしょう．

　　嚥下造影検査と嚥下内視鏡検査の特徴を表に示します．これらの検査にはそれぞれの利点があり，どちらの検査が優れているというわけではありません．それぞれの利点と欠点を考えたうえで，これらを組み合わせて，相補的に検査していくことが大事です．

◆ 文献
1) 脳卒中合同ガイドライン委員会：脳卒中一般の管理，対症療法，嚥下障害，「脳卒中治療ガイドライン2009」（篠原幸人/編），pp15-16, 協和企画, 2009
（http://www.jsts.gr.jp/jss08.htmlでも閲覧できる）

〈谷口　洋〉

第2章 嚥下障害の評価

2 まずはスクリーニングテスト から始めよう

Point
- 代表的なスクリーニングテストに質問紙法，反復唾液嚥下テスト，水飲みテスト，嚥下誘発テストがある
- 質問紙法は高齢者で偽陽性が多くなるので，必要に応じて問診を追加する
- 反復唾液嚥下テストは30秒間に2回以下で異常である
- 水飲みテストにはさまざまな方法があるが，本邦では3 mLで施行する改訂水飲みテストが汎用されている

1 嚥下障害のスクリーニングテストとは

　嚥下障害をきたす原因は脳血管障害，神経変性疾患，頭頸部腫瘍など多岐にわたります．そして，それらの患者さんは果てしなく大勢いらっしゃるので，嚥下障害が疑われたからといって，全例に嚥下機能検査を施行することは不可能です．そのためには適切なスクリーニングテストを用いて嚥下障害が疑われる症例を絞り込まなければなりません．

　本邦の脳卒中治療ガイドライン2009では，「脳卒中においては，嚥下障害が多く認められる．それに対し，嚥下機能のスクリーニング検査，さらには嚥下造影検査，内視鏡検査などを適切に行い，その結果を元に，栄養摂取経路（経管・経口）や食形態，姿勢，代償嚥下法の検討と指導を行うことが勧められる（グレードB）」と記載されています[1]．そして，スクリーニングテストとして**質問紙法，反復唾液嚥下テスト，水飲みテスト，嚥下誘発テスト**が誤嚥の検出に有効であるとしています[1]．

2 各種のスクリーニングテスト

1) 質問紙法

　　嚥下障害の有無を質問紙でスクリーニングする方法です．各種の質問紙が作成されていますが，本邦では**聖隷式嚥下質問紙**[2]が広く用いられています．同質問紙については**第1章5**で解説しましたのでご参照ください．

　　聖隷式嚥下質問紙は多岐の項目にわたっているので，実際に使ってみると**感度は高いが，特異度が低くなる印象**があります．例えば高齢者では嚥下障害がなくても義歯の問題から「硬いものが食べにくくなりましたか？」の項目が陽性になりやすくなります．また，担癌患者や神経筋疾患の患者では嚥下障害がなくても「やせてきましたか？」の項目が引っかかったりします．ただ，これらの点に関してはさらに問診を追加して検討すれば解決できますので，やはり同質問紙は有用なスクリーニングテストだと思われます．

2) 反復唾液嚥下テスト

　　反復唾液嚥下テスト（repetitive saliva swallowing test：RSST）は30秒間に唾液を何回嚥下できるかを触診で測定するスクリーニングテストです（図）．小口らは30秒間の嚥下回数が2回以下を異常とすると，RSSTと嚥下造影検査での誤嚥は相関が高く，感度は98％で特異度は66％と報告しています[3]．

　　RSSTは特別な機材を要さず簡便で，水飲みテストに比べて誤嚥のリスクも少ないので非常に有用なテストです．医療の現場のみならず介護保険事業の生活機能評価（介護予防検診）にも採用され，広く施行されています．特に**偽性球麻痺や高齢者で随意的な嚥下が誘発されにくい例において，嚥下障害の検出に優れています**．一方，食道入口部開大不全や声帯麻痺などによる嚥下障害例の評価には不向きなので注意しましょう．

3) 水飲みテスト

　　水は簡単に用意できることと誤嚥しても比較的安全なことから，スクリーニングテストによく用いられます．飲水量は3〜100 mLと報告によりさまざまですが，海外では90〜100 mLで施行され，本邦では誤嚥のリスクを考えて，より少量で施行されています．なかでも**3 mLで施行する改訂水飲みテスト**（modified water swallowing test：MWST）が汎用されてい

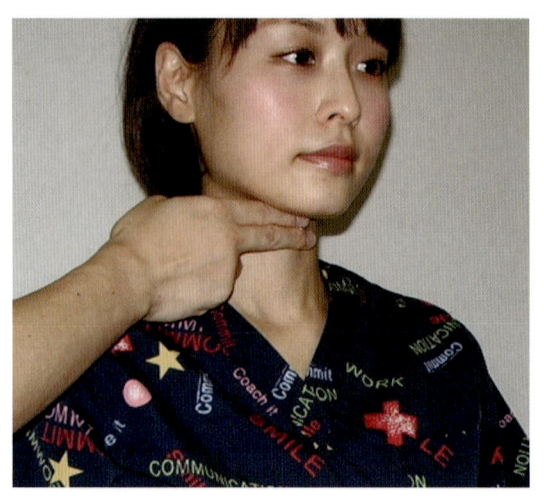

図● 反復唾液嚥下テスト
検者の第3指を喉頭隆起に，第2指を舌骨にあてがう．唾液の嚥下を促し，指腹を十分に乗り越える喉頭挙上を認めたら回数をカウントする．30秒間に2回以下を異常とする

ます[4]．MWSTでは検者が被検者の口腔内に注射器で3 mLの水を注入して行い，結果は5段階で判定します（**表**）．嚥下造影検査上の誤嚥と比較して感度は70％，特異度は88％と報告されています[4]．

　水飲みテストで重要なことは嚥下障害例をスクリーニングすることですが，水飲みテストで陽性となったときの対応も重要です．水飲みテストでむせたから，「嚥下障害あり．残念です！」ではありません．後述する体幹角度調整，水分にとろみをつける等の対応をその場で行い，ムセが改善するか確認しましょう．

4）簡易嚥下誘発テスト

　簡易嚥下誘発テスト（simple swallowing provocation test：SSPT）は寺本らが開発した方法です．仰臥位の患者の鼻腔から5Frの胃管を14〜16 cm挿入して胃管の先端を中咽頭に留置し，0.4 mLの蒸留水を注入して嚥下反射を誘発し，注入から3秒以内に嚥下が誘発されないときを異常とします．誤嚥性肺炎の診断に関して感度94.4％，特異度86.4％であったと報告されています[5]．

　SSPTは嚥下に関する感覚機能と運動機能の両者を反映するので，嚥下障

表 ● 改訂水飲みテスト（MWST）[4]の判定

1点	嚥下が起こらない
2点	嚥下後に呼吸困難
3点	嚥下後にむせる，もしくは湿性嗄声
4点	水の嚥下は良好だが，その後の30秒以内に空（唾液）嚥下を2回追加できない
5点	水の嚥下後に30秒以内に空（唾液）嚥下を2回追加できる

3点以下を異常とする

害の検出に優れていることは間違いないでしょう．ただし，他のスクリーニングテストに比べてやや煩雑であることも否めません．**他のスクリーニングテストと嚥下内視鏡検査や嚥下造影検査の中間に位置づけるのがよい**と思われます．

◆ 文献

1) 脳卒中合同ガイドライン委員会：脳卒中一般の管理．対症療法．嚥下障害．「脳卒中治療ガイドライン2009」（篠原幸人/編），pp15-16, 協和企画, 2009
（http://www.jsts.gr.jp/jss08.htmlでも閲覧できる）
2) 大熊るり, 他：摂食・嚥下障害スクリーニングのための質問紙の開発. 日摂食嚥下リハ会誌, 6：3-8, 2002
3) 小口和代, 他：機能的嚥下障害スクリーニングテスト「反復唾液嚥下テスト」(the repetitive saliva swallowing test：RSST) の検討 (2) 妥当性の検討. リハビリテーション医学, 37：383-388, 2000
4) Tohara H, et al：Three tests for predicting aspiration without videofluorography. Dysphagia, 18：126-134, 2003
5) 寺本信嗣, 他：嚥下機能スクリーニングとしての簡易嚥下誘発試験 (simple swallowing provocation test) の有用性. 日呼吸会誌, 37：466-470, 1999

〈谷口　洋〉

Dr.谷口の ワンポイントアドバイス

皆さんの病院は電子カルテですか？電子カルテでは汎用するテストをテンプレート化しておくと便利です．当科では改訂長谷川式簡易知能評価スケールなどと同様に，聖隷式嚥下質問紙，反復唾液嚥下テスト，改訂水飲みテストをテンプレート化しています．

第2章 嚥下障害の評価

3 嚥下造影検査：嚥下機能検査のゴールドスタンダード

Point
- 嚥下造影検査は嚥下機能検査のなかで最も有効かつ普遍的であり，ゴールドスタンダードといえる
- 嚥下造影検査の目的は嚥下障害の診断と評価だけではない．食べられる方法を模索することも大事な目的の1つである．いわば治療的検査といえる
- 検査には硫酸バリウムから作製した検査食を用いる

1 嚥下造影検査とは

　嚥下障害が疑われた症例に対して問診，診察，スクリーニングテストを施行したならば，次は嚥下機能検査で詳細な評価を行うことになります．嚥下機能検査には嚥下造影検査，嚥下内視鏡検査，嚥下圧測定検査，咽喉頭の針筋電図等の検査がありますが，なかでも最も有効であり，かつ普遍的なものは嚥下造影検査でしょう．

　嚥下造影検査はビデオ嚥下造影，食道造影検査，嚥下透視検査などと呼ばれることもありますが，日本摂食嚥下リハビリテーション学会のマニュアルでは「**嚥下造影検査**」の名称が採用されています[1]．英語でもvideofluorography, videofluorographic swallowing study, modified barium swallow等のさまざまな名称がありますが，前述のマニュアルでは「**videofluoroscopic examination of swallowing：VF**」の名称を採用しています．よって本書では嚥下造影検査もしくはVFと記載させていただきます．

2 嚥下造影検査の詳細

1）嚥下造影検査の目的

　VFの目的の1つはいうまでもなく嚥下障害の診断と評価です．その点で

は上部消化管造影検査や注腸検査と変わりません．VFがこれらの検査と大きく違うのは，**食べられる方法を模索する**というもう1つの**目的**がある点です．VFでは誤嚥したから，「嚥下障害あり．残念！経口摂取は禁止」ではありません．食物形態や体位の調節をVF下で試して，食べられる方法を調べるのです．

内科疾患では診断が難しいときに見切りで治療を開始することがあります．その治療が効くことで逆に診断がつく場合，その治療を「診断的治療」と呼びます．そうです，それと同様にVFには単に診断のためだけでなく，**「治療的検査」**の側面があるのです．

2）嚥下造影検査に必要な装置・物品

VFに必要な装置はX線透視装置，検査用の椅子，動画の記録装置です．

X線透視装置は消化管造影等で使用される一般的な装置でよいのですが，消化管造影検査と違って椅子に座って検査します．**VFでは側面像と正面像の両方の撮影が一般的**で，患者さんにさまざまな体位をとっていただくことも多いので，自由に撮影の角度が変えられる外科用Cアーム型透視装置があると便利です．

VFでは患者さんにリラックスして嚥下していただくために，立位ではなく椅子に座って検査食を食べていただきます．嚥下障害がある場合には，食べられる方法を探るために体幹の角度を変えたり，頸部の角度を変えたりするので，介護用リクライニング式車椅子を用いることが多いです．近年は電動式で体位を調節できる専用の検査椅子も販売されています．当院ではCアーム型透視装置の検査台にマットを敷いて，患者さんに座っていただいて検査しています（図1）．

嚥下反射は約1秒間で完了する素早い運動であること，さまざまな器官や筋が参加する複雑な動きであること，食塊の動態を詳細に観察しないといけないことから**動画の記録が必要**です．問題なく嚥下できたと思っても，後で見直すと誤嚥していることも珍しくありません．録画装置はデジタルビデオカセット，DVD，ハードディスクなどのメディアでよいのですが，動画だけでなく音声も記録しておくことがポイントです．音声がないと検査中に何をしていたのかさっぱりわかりません．

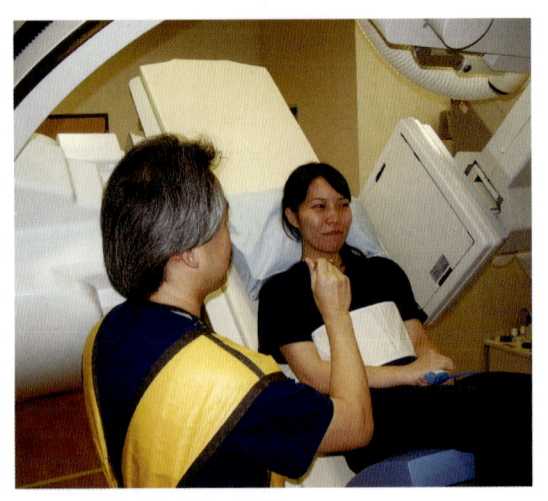

図1●嚥下造影検査の実際
Cアーム型透視装置の透視台に被検者が座っている．台の奥行きが狭く，そのままでは高さも合わないので青色のマットを敷いている．台を後方へ傾斜させて，60°のリクライニング位となっている．頸部が後屈して顎が上がらないように，枕を1個挿入している

3）嚥下造影検査の検査食

　　VFでは造影剤が必要になります．造影剤のなかでも**硫酸バリウム**は安価，手に入りやすい，大量に誤嚥しなければ比較的安全なことから汎用されています．ガストログラフイン®は上部消化管造影や腹部CT検査で用いられますが，肺毒性があるのでVFには不向きです．

　　上部消化管造影検査では硫酸バリウム液を使用しますが，VFでは**実際の食事に似た検査食（模擬食品）**を用います．嚥下障害例では液体が危ないので，ゼリーのような半固形物から食事を開始します．考えてみてください．普段の食事は半固形物から慎重に開始するのに，バリウム液だけでVFを施行していたら，バランスが悪くありませんか．そうです．VFでは食べやすい食形態から始めて，どれくらいの食形態まで可能か検索していくのです．当院では**表1**のような検査食を作製しています．

4）方法

　　検査前には口腔内が汚れていないことを確認し，少量の水で口腔内を湿潤しておきます．経管栄養チューブは抜去するか8Frくらいの細いものに

表1 ● 検査食の種類と特徴

検査食	特徴・組成
希釈バリウム液	原液は粘度が高いが，40%くらいに希釈すると水や汁物と同等の粘度となる．誤嚥しても排泄されやすい
増粘剤加バリウム液	40%希釈バリウム液に増粘剤を加えると水や汁物にとろみを加えた状態に近くなる．濃いめ（生クリーム状）と薄め（ネクター状）を作製する．ピューレタイプの模擬食品と考えることも可能
バリウムゼラチンゼリー	作製後24時間冷暗所で保存して使用する．硫酸バリウム50 g，水100 mL，ゼラチン2 g，砂糖20 g
バリウム寒天ゼリー	硬めに作ると砕いたゼリーが粒々となり，粒子状食品（ご飯粒など）の動態に近似する．硫酸バリウム50 g，水100 mL，粉寒天1.5 g，砂糖20 g
バリウムクッキー	咀嚼，口腔内処理能力をみるのに最適である．市販のクッキーに硫酸バリウム原液を塗ってもよい．バター125 g，砂糖110 g，卵黄1個，薄力粉100 g，バリウムパウダー25 g
バリウム蒸しパン	バター25 g，砂糖50 g，卵1/2個，薄力粉70 g，ベーキングパウダー大さじ1杯，牛乳100 mL，バリウムパウダー80 g

あらかじめ変更しておきます．患者さんが検査室で緊張してしまい嚥下のパフォーマンスが落ちることがあるので，十分説明して緊張を解くことや，頭頸部の体操でリラックスさせることを心がけましょう．また，誤嚥に備えて吸引の準備やパルスオキシメーターでのモニタリングも忘れてはなりません．観察は側面と正面で行いますが，**誤嚥の有無は側面の方が観察しやすいです**．摂取させる量や種類は嚥下障害の程度や検査の目的によって変わりますが，とにかく**誤嚥させないように心がけながら検査しましょう**．当院では一般的に誤嚥しにくいと考えられている順に（バリウムゼラチンゼリー → 増粘剤加バリウム液 → バリウム寒天ゼリー → 希釈バリウム液），少ない量から徐々に量を増やして（2 g → 3 g → 5 g）施行しています．

5）評価・観察のポイント

口腔，咽頭，食道における側面像，正面像の観察項目を**表2**に示します．なお，**侵入**（penetration）は喉頭前庭まで食塊が侵入するが声帯を越えないもので，**誤嚥**（aspiration）は声帯より下方，すなわち気管に至ったものをいいます．誤嚥はタイミングにより嚥下運動前，中，後に分類されます．
　　VFの評価用紙にはさまざまなものがありますが，当院では日本摂食嚥下

表2 ● 嚥下造影検査の観察項目

部位		側面像	正面像（特に左右差）
口腔	組織の構造と動き	・口唇, 舌, 軟口蓋, 下顎 ・咀嚼運動	・口唇, 舌, 軟口蓋, 下顎 ・咀嚼運動
	食塊の動き	口腔への取り込み, 口唇からのこぼれ, 食塊形成, 口腔内保持, 奥舌への移送, 咽頭への送り込み, 口腔通過時間, 残留の量と部位	・食塊形成 ・残留の量と部位
咽頭	組織の構造と動き	嚥下反射： 　軟口蓋・舌根・舌骨の動き, 喉頭挙上, 喉頭閉鎖, 咽頭収縮, 食道入口部開大 外部からの圧迫（特に頸椎）	嚥下反射： 　舌根の動き, 喉頭挙上, 喉頭閉鎖（声門, 声門前庭）, 咽頭収縮, 食道入口部開大
	食塊の動き	鼻腔や口腔への逆流, 食塊の通過, 侵入・誤嚥, 咽頭通過時間, 残留の量と部位（特に喉頭蓋谷と梨状窩）	食塊通過（特に食道入口部の左右差）, 誤嚥, 残留の量と部位（特に喉頭蓋谷と梨状窩）
食道	組織の構造と動き		食道蠕動（一次・二次）, 狭窄（生理的・病的）, 食道憩室, 食道裂孔ヘルニア
	食塊の動き		食塊通過, 残留, 逆流, 食道通過時間

リハビリテーション学会の評価表[1]を使用しています。この評価表は日本摂食嚥下リハビリテーション学会のホームページからダウンロードできます。

6）代表的な異常所見

VFにおける異常所見は動画の方が理解しやすいですが、代表的な異常所見を静止画でいくつかお示しします（図2〜9）。

◆ 文献
1) 日本摂食嚥下リハビリテーション学会医療検討委員会：嚥下造影の検査法（詳細版）．日摂食嚥下リハ会誌, 18：166-186, 2014
（http://www.jsdr.or.jp/wp-content/uploads/file/doc/VF18-2-p166-186.pdf よりダウンロードできる）

〈谷口　洋〉

〈VFにおける代表的な異常所見〉

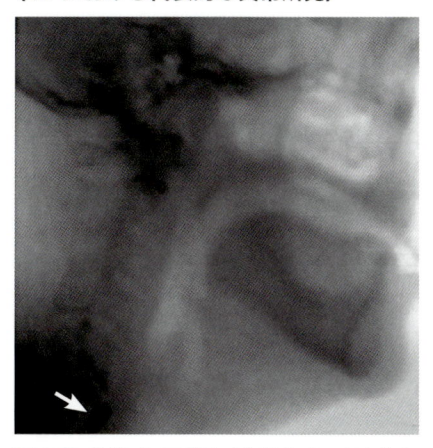

図2● 食道入口部に残留したバリウム錠剤
筋萎縮性側索硬化症の症例がバリウム錠剤を水と一緒に嚥下した後のVF側面像．食道入口部にバリウム錠剤が残留している（⇨）．自覚症状に乏しくVFを施行しなければわからない所見である．バリウム錠剤は薬のPTPシートにバリウムを充填して，少量の水を加えた後にドライヤーで乾燥させて作製する

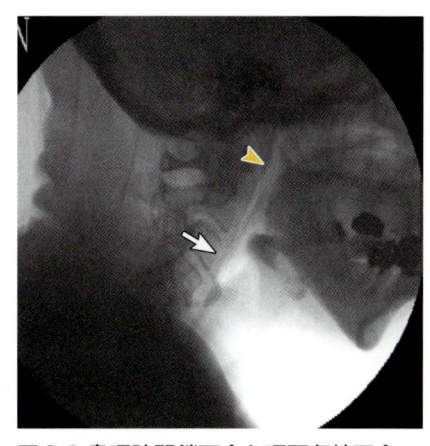

図3● 鼻咽腔閉鎖不全と咽頭収縮不全
重症筋無力症の症例における嚥下中の側面像．喉頭が挙上しているが，軟口蓋の挙上が不良で鼻咽腔閉鎖不全を認める（▷）．また，咽頭の収縮が不良で中下咽頭に透過像が残る（⇨）．ステロイド治療が効果を示すまでは経管栄養とした

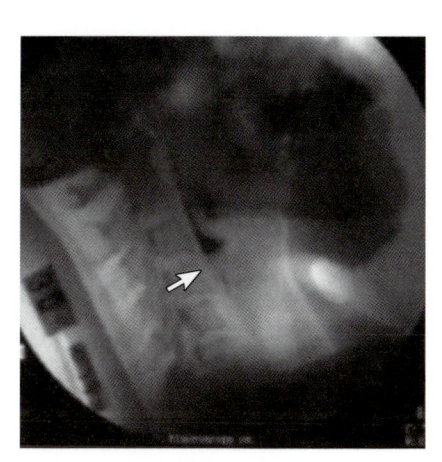

図4● 食道入口部開大不全
延髄外側梗塞の症例における嚥下時の側面像．喉頭は挙上して咽頭が収縮している（透過像は残らない）．しかし，食道入口部が開大せず，食塊はほとんど同部を通過していない（⇨）．バルーン拡張訓練の効果も乏しく，後に嚥下機能改善手術を施行した

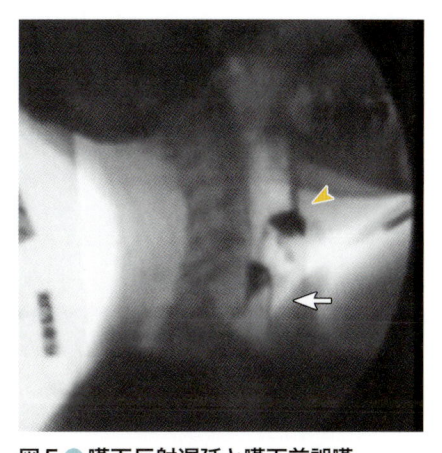

図5● 嚥下反射遅延と嚥下前誤嚥
食塊は喉頭蓋谷（▷）と梨状窩に達している．しかし，嚥下反射が起こらず，食塊の一部を嚥下前誤嚥している（⇨）．同所見は体位調節（リクライニング位）で改善した

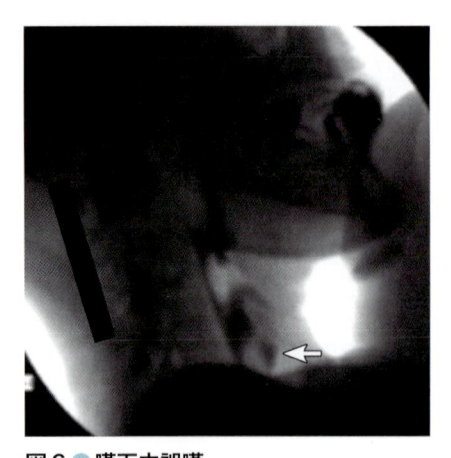

図6 ● 嚥下中誤嚥
増粘剤加バリウム液を嚥下時の側面像．タイミングがずれ，喉頭閉鎖が不十分なことから嚥下中誤嚥を認める（⇨）

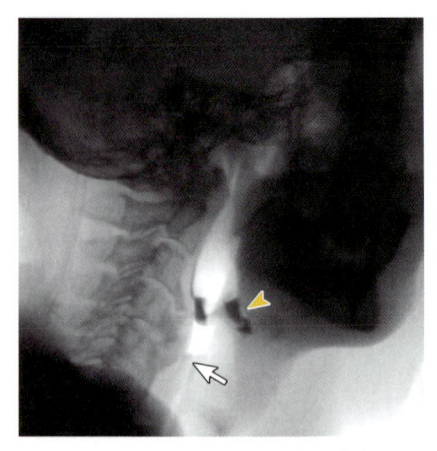

図7 ● Forestier病による嚥下障害
神経診察ではまったく異常を指摘できなかったが，VF時に第3～5頸椎前面の骨増殖（⇨）を認めForestier病と診断した．嚥下後の側面像では骨増殖で通過が悪く，喉頭蓋谷（▷）と椎体前面に食塊残留を認める

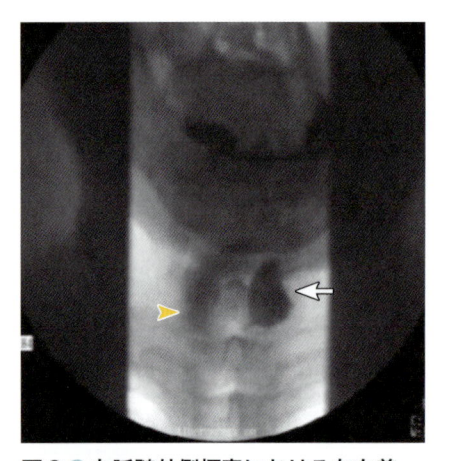

図8 ● 左延髄外側梗塞における左右差
嚥下時の正面像．左側（病巣側）の通過は不良で，食塊は左梨状窩（⇨）に停滞している．右側（健側）の食道入口部は開大し，食塊が同部を通過しようとしている（▷）．延髄外側梗塞（ワレンベルグ症候群）では病巣側の通過が悪いことが多く，正面像で左右差の確認が必要である

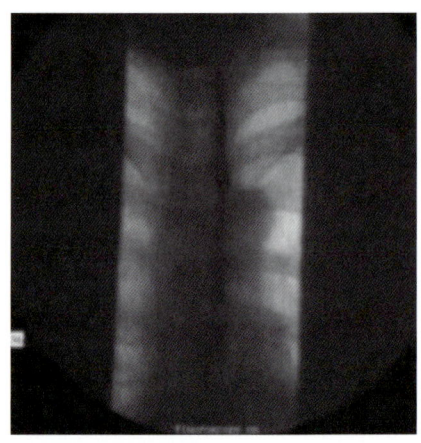

図9 ● 多系統萎縮症における食道期の障害
嚥下後の正面像．食道の全域にわたって食塊が停滞している．食後はすぐに横にならないように指導した

第2章 嚥下障害の評価

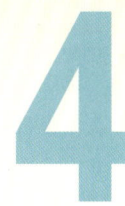

4 機動力が魅力の嚥下内視鏡検査

Point
- 嚥下内視鏡検査は嚥下造影と並んで有用な嚥下機能検査である
- 嚥下内視鏡検査の目的は嚥下障害の診断・評価および嚥下障害への対応の検討である
- 嚥下内視鏡検査の利点は特別な検査食が不要，機動性が高い，唾液の貯留や誤嚥が観察できる，咽喉頭感覚を調べられることである

1 嚥下内視鏡検査とは

　嚥下障害が疑われた症例にスクリーニングテストを施行したら，次は嚥下機能検査で詳細な評価を行うことになります．嚥下造影検査（VF）は嚥下機能検査のゴールドスタンダードだと前項で述べましたが，そのVFと並んで有用な検査が**嚥下内視鏡検査**です．それぞれの検査の利点と欠点は第2章1で述べました．どちらが優れた検査かという議論はナンセンスです．両者の特徴を知ったうえで相補的に組み合わせて検査していくようにしましょう．

　嚥下内視鏡検査は英語では「videoendoscopic examination of swallowing：VE」と表記されることが多く，本書ではそれにならい嚥下内視鏡検査もしくはVEと記載します．欧米ではfiberoptic endoscopic evaluation of swallowing（FEES®）[1]の名称がよく用いられています．しかしFEES®は商標登録されており，定められた手順に従って検査しなければこの名称を用いることはできません．

2 嚥下内視鏡検査の詳細

1）嚥下内視鏡検査の目的

　　VEの1つの目的は嚥下障害の診断と評価です．そしてもう1つの目的は食べられる方法を模索することです．そう，VEもVFと同じで「**治療的検査**」なのです．

2）嚥下内視鏡検査に必要な装置・物品

　　VEでまず必要なものは喉頭内視鏡と光源です．内視鏡はファイバースコープ，電子スコープのどちらでも構いません．経鼻胃内視鏡を用いたVEの報告もありますが，直径が太く嚥下に影響が出てくるので，VEには不向きです．喉頭内視鏡と光源は耳鼻咽喉科にほぼ常備されていますが，VEではVFと同様に**動画と音声の記録装置が必要**になります．また，複数のスタッフで十分に観察をするためと患者さんや家族に説明するためにモニターがある方がよいでしょう．

　　当院ではこれらのモニター，マイク，録画装置，喉頭内視鏡，光源を1つの台に設置してベッドサイドに行けるようにしています（図1）．この機動力がVEの魅力の1つなのです．

3）検査食

　　VFでは造影剤や造影剤を用いた検査食を準備する必要がありましたが，VEではその手間がかかりません．**通常の食事を摂取する場面を観察できます**．この手軽さはVEの1つの利点です．ただ，水のような無色透明なものは観察しにくいので着色する必要があります．

4）方法

　　通常の耳鼻科による喉頭内視鏡検査では鼻腔を十分に麻酔してから施行します．一方，**VEでは麻酔が咽頭に及ぶと嚥下に悪影響が出ます**．当院ではキシロカイン®ゼリーを内視鏡に塗布して滑りをよくするか，少量のキシロカイン®ゼリーを鼻腔に塗布するだけにとどめています．

　　外鼻孔から内視鏡を挿入し，まず器質的疾患の有無を確認します．そして呼吸や発声時の咽喉頭の動きを観察した後に，嚥下機能の評価に移ります．その際にはVFと同様に，誤嚥しにくいものから摂取していただきましょう．

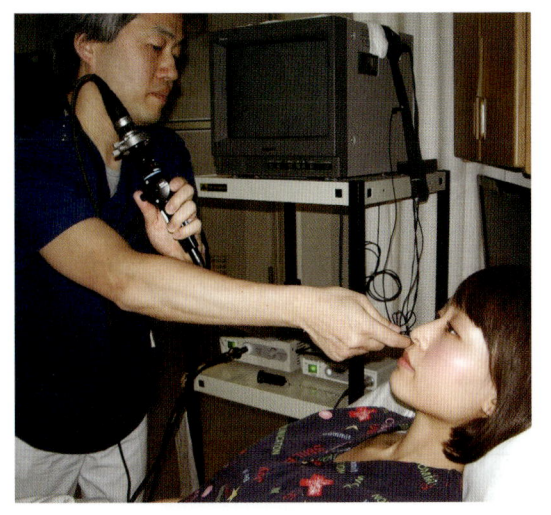

図1 ● 嚥下内視鏡検査の実際
台にはモニター，光源，録画装置，マイクが備え付けてある．このようにセッティングしておくと機動力に優れ，ベッドサイドですぐに検査できる

5）評価・観察のポイント

　　内視鏡の位置により観察項目は変わります．それぞれの内視鏡の位置による典型的な内視鏡像は第1章3の図2をご参照ください．そしてそれぞれの位置での観察項目を表に示します．特に**咽喉頭粘膜の性状や唾液の様子を直視下に観察**できることはVEのメリットです．

　　また，**咽喉頭の感覚を評価**できることもVFにないVEの利点の1つです．一般的には内視鏡の先端を喉頭蓋や披裂部に軽く接触させて評価しますが，粘膜損傷や喉頭痙攣誘発の恐れがあるので注意してください[2]．海外ではFEESST (flexible endoscopic evaluation of swallowing with sensory testing) による咽喉頭感覚検査の報告が増えています．これは内視鏡の先端から特殊な装置を用いてair pulseを喉頭粘膜へ送気し，声帯の内転反射をみることで，感覚を評価する方法です[3]．残念ながらこの検査に必要な装置は本邦で発売されていません．よって本邦でFEESSTの検査はできませんが，FEESSTのホームページ（http://www.feesst.com/）に検査の動画が掲載されています．興味深い検査ですので時間のある方はアクセスしてみてください．

表　嚥下内視鏡検査の観察項目

位置	静的所見	動的所見
A 上咽頭	・占拠性病変の有無 ・咽頭粘膜の性状 ・軟口蓋・咽頭の緊張の左右差	・発声時の鼻咽腔閉鎖（特に左右差） ・空嚥下での鼻咽腔閉鎖（特に左右差） ・食物嚥下での鼻咽腔逆流
B 中咽頭	・占拠性病変の有無 ・咽喉頭粘膜の性状 ・唾液貯留や食物残渣の有無 ・梨状窩の形態の左右差	・発声時の咽喉頭の動き ・早期咽頭流入の有無（口腔内の保持能力） ・嚥頭反射の遅延 ・咽頭収縮（ホワイトアウトするか） ・嚥下後の咽頭残留の量と部位
C 下咽頭	・咽喉頭粘膜の性状 ・声帯の左右差 ・唾液侵入の有無 ・感覚（内視鏡の先端を接触させる） ・声門下の所見（誤嚥の有無）	・声帯麻痺の有無（発声や息こらえで確認） ・咳嗽やhuffingでの誤嚥物の喀出

"位置"のA～Cは第1章3図2の咽頭の位置に対応している

　　逆にVEの欠点は嚥下反射の瞬間が観察できないことです．嚥下時は咽頭が収縮して，視界が一瞬真っ白になります（ホワイトアウト）．よって嚥下中誤嚥は観察できず，嚥下した後に気管内に誤嚥物がないか観察することで判定します．その他に**口腔期と食道期が観察できない**のもVEの欠点です．

6）嚥下内視鏡検査の合併症

　　内視鏡検査に伴う合併症として局所麻酔へのアレルギー，鼻出血，血管迷走神経反射，喉頭痙攣，気道損傷などがありますが，慎重に施行すれば安全性は高いとされています．Avivらは500例にFEESSTを施行し，軽度の鼻出血を6例（1.2％）に認めたのみで，血管迷走神経反射，喉頭痙攣，気道損傷は認めなかったと報告しています[4]．

7）代表的な異常所見

　　VEにおける異常所見もVFと同様に動画の方が理解しやすいですが，代表的な異常所見を静止画でいくつかお示しします（図2～5）．

〈VE における代表的な異常所見〉

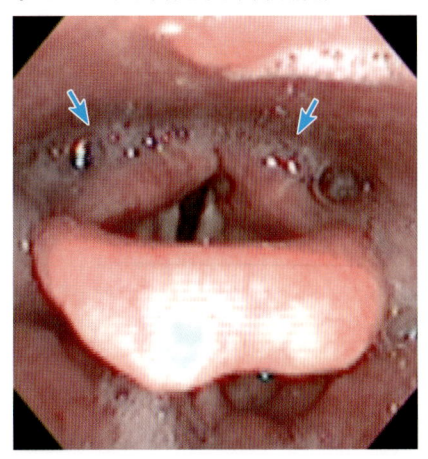

図2● 両側梨状窩に貯留した泡沫状唾液
重症筋無力症の症例だが泡沫状の唾液が両側梨状窩に貯留している（→）．泡沫状の唾液は嚥下障害の表れである

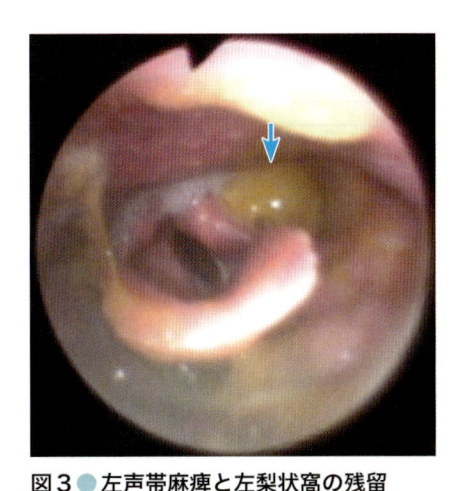

図3● 左声帯麻痺と左梨状窩の残留
症例はVZVによる左舌咽迷走神経麻痺から嚥下障害を呈した．左声帯麻痺を認めた．かぼちゃのピューレを摂取したが麻痺側の梨状窩に多く残留を認めた（→）．このように球麻痺では左右差を認めることが多い
VZV：varicella-zoster virus，水痘帯状疱疹ウイルス

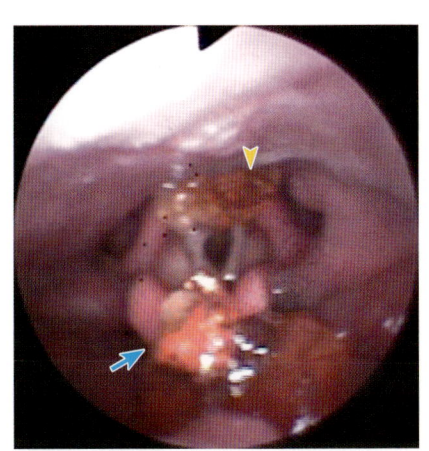

図4● 嚥下反射の惹起遅延
嚥下障害を認めたパーキンソン病の症例．ゼリーを摂取しているが，食塊の一部は梨状窩に達し（▷），一部は喉頭蓋を乗り越えようとしている（→）．食塊がこれらの位置に達しているのに嚥下が起こらず，嚥下反射の惹起遅延と診断できる

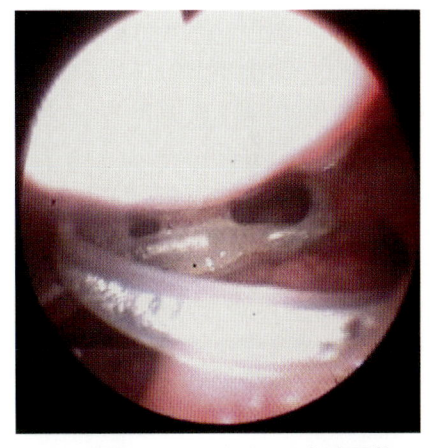

図5● 咽頭でとぐろをまいた経鼻胃管
経鼻胃管を留置下でゼリーを摂取していた症例．胃管の入れ替え後に，嚥下障害が悪化した．胃管はきちんと胃まで挿入されていたが，余剰な部分が咽頭でとぐろをまいていた（口から確認できず，内視鏡でないとわからなかった）．胃管を引いてとぐろをなくしたところ，ゼリーが摂取可能になった

◆ 文献

1) Langmore SE, et al：Fiberoptic endoscopic examination of swallowing safety: a new procedure. Dysphagia, 2：216-219, 1988
2) 日本摂食嚥下リハビリテーション学会医療検討委員会：嚥下内視鏡検査の手順（2012改訂），日摂食嚥下リハ会誌, 16：302-314, 2012
3) Aviv JE, et al：Air pulse quantification of supraglottic and pharyngeal sensation: a new technique. Ann Otol Rhinol Laryngol, 102：777-780, 1993
4) Aviv JE, et al：The safety of flexible endoscopic evaluation of swallowing with sensory testing（FEESST）：an analysis of 500 consecutive evaluations. Dysphagia, 15：39-44, 2000

〈谷口　洋〉

Column 2

猿の惑星　新世紀：猿もむせる？

　猿の惑星の続編として「猿の惑星　創世記」「猿の惑星　新世紀」が公開されました．computer generated imagery（CGI）で作成された猿たちの動きは驚きです．何でも映像化できるのですね．猿の惑星シリーズやCGIに興味のある方はぜひご覧ください．

　さて，「猿の惑星　新世紀」のなかで少し気になるシーンがあったのでお話しします．それは猿がウイスキーをラッパ飲みするシーンです．猿が人間からウイスキーのボトルを取り上げてラッパ飲みしますが，すぐにウイスキーを吹き出しました．

　んっ，誤嚥したか？ いや猿は誤嚥しないはずだが．単に濃い酒が刺激になったのか？ 言葉を喋れる猿だから喉頭の位置が人間に近く，誤嚥したのか？ ラッパ飲みは誤嚥しやすいよな……．話の本筋とは関係のないところで，私は思いにふけってしまいました．

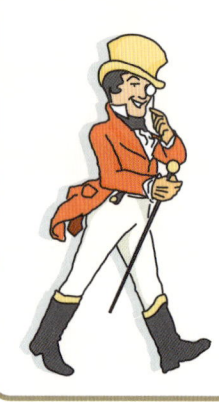

　ところで，この猿が飲んだウイスキーはジョニーウォーカーのブルーラベルと思われます．瓶の側面しか映っていませんでしたが，あの瓶の形と色はジョニ青に違いありません．私はウイスキーに詳しくないですが，ジョニ青は大好きです．高価なのであまり飲めませんが…．猿にはもったいない！

（谷口　洋）

第3章

嚥下障害の治療

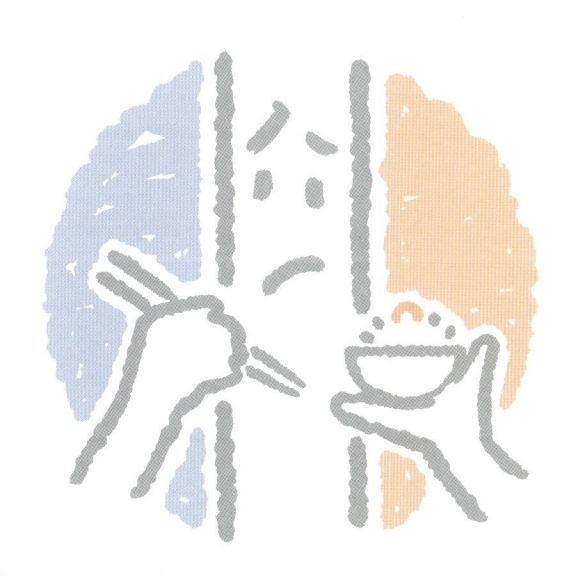

第3章 嚥下障害の治療

1 主な治療方法とゴール設定

> **Point**
> - 嚥下障害の治療には内科的治療，外科的治療そして嚥下リハがある
> - 内科的治療の対象は軽症例が中心である．外科的治療は可能な施設が限られる
> - 嚥下リハには間接訓練（基礎訓練）と直接訓練（摂食訓練）がある
> - 嚥下障害を治療する際にはゴール設定が重要である
> - ゴール設定は摂食嚥下のスケールに基づいて行う

1 まずは原因疾患の診断と治療

　嚥下障害の治療は何かと尋ねたら，皆さんは何と答えますか．嚥下リハビリテーション（嚥下リハ）と答える人が多いのではないでしょうか．確かに嚥下リハは大事ですが，その前に忘れてならないのは，**嚥下障害の原因精査とその原因自体の治療**です．

　呼吸不全や歩行障害を治療するときと同じように，まずは嚥下障害の原因や病態を考えることを忘れてはなりません．その土台がしっかりしていないと，次の治療やリハビリテーションが成り立たなくなります．どうも嚥下障害ではその大前提がおろそかにされることが多い印象がぬぐえません．

　嚥下障害の原因疾患の診断はしばしば難渋しますが，経過中に症状が出そろうことで診断がつくこともあります．最初に診断できなくても，嚥下リハをしながら常々，原因疾患の診断や治療を考えることを忘れないでください．

2 嚥下障害の治療法

　他の障害や疾患と同様に治療法としては，内科的治療（薬物療法），外科的治療（手術），リハビリテーションがあります．また，これらの治療の土台として栄養状態を保つこと（栄養療法）や口腔ケアによる誤嚥性肺炎予防があることも忘れてはなりません．

1）内科的治療

　嚥下障害を改善する薬物はあるのでしょうか？薬理学や内科学の講義ではあまりふれられていないかもしれませんが，いくつかの薬剤について報告があります．ACE阻害薬のイミダプリル[1]（タナトリル®），脳梗塞後の意欲低下に用いるアマンタジン[2]（シンメトレル®），抗血小板薬のシロスタゾール[3]（プレタール®）はいずれも誤嚥性肺炎の予防効果があったとされています．これらの系統の薬剤を投与する際には，誤嚥性肺炎の予防効果を加味して検討してはいかがでしょうか．

　ただし，**内科的治療には限界がある**ことも知っておかなければなりません．明らかに嚥下ができていない患者さんが，これらの薬剤だけで嚥下できるようになることはまずありません．

2）外科的治療

　嚥下障害に対して外科的治療，手術という手段があることは一般的にあまり知られていません．なぜならば施行できる病院が限られているからです．手術の適応を皆さんが判断することはないでしょうが，それらの手術の存在を知っておく必要はあるでしょう．

　手術には大きく分けて**嚥下機能改善手術**と**誤嚥防止手術**の2つがあります．詳細については**第3章7**を参照ください．

3）嚥下リハビリテーション

　脳梗塞から片麻痺を呈して歩行障害がある患者さんがいたとします．この方がリハビリをして歩けるようになるでしょうか？もちろん程度によりますが，歩行可能になることは珍しくありません．では嚥下障害はリハビリでよくなるのでしょうか？

　答えはもちろん「Yes」です．ただ，嚥下障害の状態や程度は体表から観察しにくいので，歩行訓練に比べて嚥下リハの効果をイメージしにくいの

だと思います．また，窒息や誤嚥性肺炎につながりうることも嚥下リハの難しさです．

嚥下リハには実際に食べる**直接訓練（摂食訓練）**とストレッチや筋力強化を中心とした**間接訓練（基礎訓練）**があります．これらについては**第3章3，4**を参照ください．

3 ゴール設定

1）さまざまなゴール

嚥下障害を治療して目指すところは，常食を食べて水分も普通に摂取できるレベルです．しかし，症例によってはそこまでの改善を期待できないことがあります．常食を食べられるが水分にはとろみが必要，ミキサー食なら食べられる，経管栄養が主体だがお楽しみでゼリーを食べるなど，**さまざまなゴール**があることを知っておいてください．

歩行障害ではいかがでしょうか．問題なく屋外歩行できる，杖があれば歩行可能，屋内の伝い歩きのみ可能など，やはりさまざまなゴールがありますよね．ミキサー食なんて嫌だと言う患者さんに対して，私は以上のようなことを説明して理解いただくようにしています．

2）長期ゴールと短期ゴール

嚥下障害の改善にはしばしば時間がかかります．あるいは嚥下リハの効果がゆっくり発揮されることもあります．そのようなときに考えていただきたいのは**長期と短期の2つのゴール**です．

例えばワレンベルグ（Wallenberg）症候群で嚥下障害を呈した症例に嚥下リハを行い，3カ月でミキサー食まで食べられるようになったとします．しかし，常食を食べられる見込みはまだないときに，ひとまずミキサー食で在宅を目指すのが短期ゴールです．家での生活が安定し肺炎も起こさないことが確認できたら，食形態のアップをゆっくり試していく，これが長期ゴールになります．

私は神経内科医ですが，リハビリテーション科医として働く機会があり，その際にゴール設定の考え方を教えていただきました．この考え方は嚥下障害だけでなくさまざまな疾患や障害の治療に応用できます．皆さんもご活用ください．

表 ● 摂食嚥下障害患者における摂食状況のレベル

摂食嚥下障害を示唆する何らかの問題（*1）あり	経口摂取なし	Lv.1 嚥下訓練（*2）を行っていない
		Lv.2 食物を用いない嚥下訓練を行っている
		Lv.3 ごく少量の食物を用いた嚥下訓練を行っている
	経口摂取と代替栄養	Lv.4 1食分未満の（楽しみレベルの）嚥下食（*3）を経口摂取しているが，代替栄養（*4）が主体
		Lv.5 1～2食の嚥下食を経口摂取しているが，代替栄養も行っている
		Lv.6 3食の嚥下食経口摂取が主体で，不足分の代替栄養を行っている
	経口摂取のみ	Lv.7 3食の嚥下食を経口摂取している　代替栄養は行っていない
		Lv.8 特別食べにくいもの（*5）を除いて，3食を経口摂取している
		Lv.9 食物の制限はなく，3食を経口摂取している
Lv.10 摂食・嚥下障害に関する問題なし（正常）		

* 1　摂食嚥下障害を示唆する何らかの問題：覚醒不良，口からのこぼれ，口腔内残留，咽頭残留感，ムセなど
* 2　嚥下訓練：専門家，またはよく指導された介護者，本人が嚥下機能を改善させるために行う訓練
* 3　嚥下食：ゼラチン寄せ，ミキサー食など，食塊形成しやすく嚥下しやすいように調整した食品
* 4　代替栄養：経管栄養，点滴など非経口の栄養法
* 5　特別食べにくいもの：パサつくもの，堅いもの，水など

（文献4より引用）

3）嚥下障害の重症度分類

　　嚥下障害の患者さんの治療にあたりゴール設定をする際には，医療従事者間で共有できる**スケール（重症度分類）**が必要になります．嚥下障害の重症度分類にはさまざまなものがありますが，どのようなスケールが有用でしょうか．

　　まず求められるのは順位尺度がしっかりしていることでしょう．軽症から重症までが順序よく並んでいて，臨床上の差が重症度にうまく反映される必要があります．次に求められるのは評価者内の信頼性と評価者間の信頼性でしょう．前者は1人の評価者が再び診ても同じ結果になること（再現性），後者は複数の評価者が診ても評価が一致することを意味します．

　　本邦では**藤島の摂食嚥下障害患者における摂食状況のレベル**[4]が汎用されています．表に示しますが，初心者でも評価しやすいスケールですのでぜひご活用ください．海外ではfunctional oral intake scale：FOIS[5]で評価している論文が増えているようです．

◆ 文献

1) Arai T, et al：ACE inhibitors and protection against pneumonia in elderly patients with stroke. Neurology, 64：573-574, 2005
2) Nakagawa T, et al：Sputum substance P in aspiration pneumonia. Lancet, 345：1447, 1995
3) Shinohara Y：Antiplatelet cilostazol is effective in the prevention of pneumonia in ischemic stroke patients in the chronic stage. Cerebrovasc Dis, 22：57-60, 2006
4) 藤島一郎, 他：「摂食・嚥下状況のレベル評価」簡便な摂食・嚥下評価尺度の開発. リハ医学, 43：S249, 2006
5) Crary MA, et al：Initial psychometric assessment of a functional oral intake scale for dysphagia in stroke patients. Arch Phys Med Rehabil, 86：1516-1520, 2005

〈谷口　洋〉

Dr.谷口の ワンポイントアドバイス

　読者の皆さんもこれから臨床研究をしたり論文を書いたりすることがあるでしょう．その際にはスケール（重症度分類）や検査の評価法がポイントになります．それぞれの疾患のスケールや評価法のスタンダードを知っておくと便利ですよ．

第3章 嚥下障害の治療

2 経口摂取をしていなくても口腔ケア

> **Point**
> 経口摂取をしていなくても口腔ケアは必要です．なぜなら唾液とともに口腔内細菌を誤嚥すると肺炎につながるからです．口腔ケア中は誤嚥に注意してください．

1 口腔内細菌とは？

　口腔内細菌とは何でしょうか？ 口腔内ではなんと約700種類もの細菌が細菌叢を形成しています．この口腔内細菌叢には外部からの病原菌が口腔内に定着することを防ぐ役割があります．

　しかし，細菌数が増加すると，細菌は唾液に含まれるタンパク質に付着し，粘着性のある「菌体外多糖」を産生して歯垢（プラーク）という沈着物を作ります．細菌は歯垢によって唾液から保護されながら，酸を産生し強固な**バイオフィルム**を形成します（図1）．バイオフィルムの中には，虫歯を形成するう蝕病原細菌や歯周病原細菌も増殖しています．う蝕病原細菌は歯の表面でしか増殖することはできませんが，歯周病原細菌は血液中に侵入して増殖できるため，血流に乗って全身に疾患を引き起こすことがあります．これは歯周病に由来するさまざまな全身症状という意味で「**ペリオシンドローム**」といいます．「ペリオシンドローム」には感染性心内膜炎や心筋梗塞などがあります．また，これらの細菌を誤嚥した場合，誤嚥性肺炎を引き起こすこともあります．

　歯垢1 mgには1億個以上の細菌が存在しています．これは，人間の便1 mgに生息する細菌と同じ数です．十分にケアが行われていない口腔内がいかに汚染されているかわかりますね．

　口腔内細菌数を減らすためには口腔ケアを行うしかありません．特に，

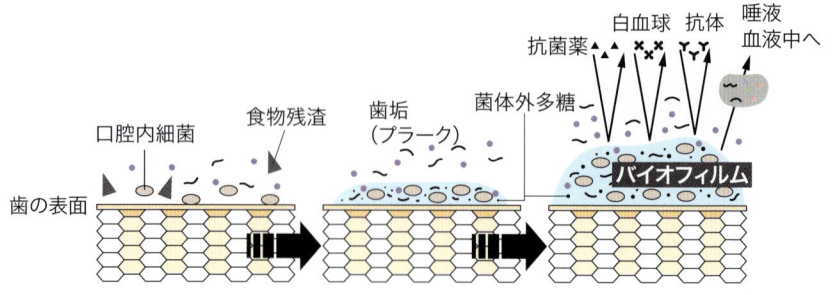

図1 ●バイオフィルムの形成

歯垢はブラッシングでないと除去できません．バイオフィルムは抗菌薬や含嗽薬などの薬物を浸透させないため，薬物だけでは効果的に除去することはできないのです．

2 口腔ケアの実際

口腔ケアは患者さんの日常生活上のケアであるため，看護師や介護士が行うことがほとんどだと思います．先生方が口腔ケアをすることはないとは思いますが，その意義や手技は知っておいてください．

1）口腔ケアの意義

①誤嚥性肺炎の発症リスクを低減する

②唾液の作用を引き出す

唾液は1日1〜1.5 L分泌され，その成分は99％以上が水分で，残りの1％弱が抗菌，免疫，消化などにかかわる重要な役割を担っています．

しかし，加齢に伴い唾液の分泌は減少します．その結果，唾液の抗菌作用が低下することで，口腔内の細菌が繁殖します．

③廃用性症候群の予防

口腔ケアの際に開口することで，顎関節の拘縮を予防します．

④大脳の活性化

身体のなかで最も敏感である口腔に刺激を加えることで，脳の活性化が期待できます．覚醒状態の改善にもつながる可能性があります．

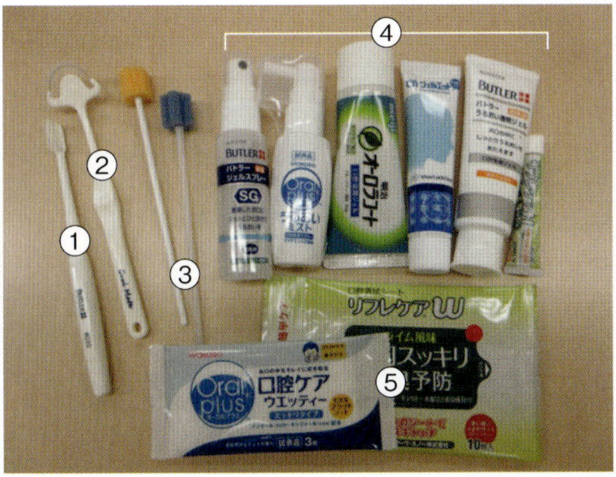

図2● 口腔ケアグッズ
①歯ブラシ，②舌ブラシ，③スポンジブラシ，④口腔保湿剤，
⑤口腔用ウェットティッシュ

2）充実ケアと維持ケア

①口腔内のアセスメント

　食物残渣や歯垢，舌苔，痰の有無，乾燥や口臭，歯周病の有無などを口腔ケアの実施前後に観察します．

②効果的な実践法

　6〜8時間ごとに行う場合や毎食後と就寝前に行う場合があります．歯垢をしっかり除去するための**ブラッシングを中心とした**「**充実ケア**」と**洗浄や拭き取りにて口腔内細菌を減少させるための**「**維持ケア**」があります．「充実ケア」は1日1回で「維持ケア」は1日2〜3回施行します．

◆ 必要物品（図2）

- 歯ブラシ：ヘッドの小さいものが細かいところまで磨くことができます．出血傾向や乾燥が強い患者さんには軟毛を選択します．
- 舌ブラシ：口腔内が乾燥している患者さんでは，舌ブラシを使用することで舌を傷めることなく汚染物を除去できます．
- 口腔粘膜清掃用グッズ（ガーゼ，スポンジブラシ，口腔用ウェットティッシュなど）：口腔内が乾燥している患者さんでは，粘膜のケアも重要です．
- 口腔保湿剤：口腔乾燥がある患者さんに対して使用すると効果的です．

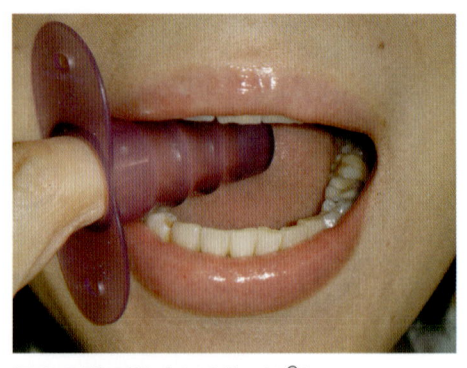

図3 開口器（ゆびガード®）
視野が確保しやすく便利である
（写真提供：国立長寿医療研究センター 歯科・口腔外科 大野友久先生）

　口腔乾燥の原因は口呼吸や薬剤の影響，治療の影響など多岐にわたります．安易に保湿剤を使用するだけではなく，口腔乾燥の原因にも対応しましょう．
- 排唾管・吸引器付き歯ブラシ：意識障害などにより含嗽ができない患者さんや嚥下障害により唾液や洗口液の誤嚥のリスクがある患者さんには，排唾管や吸引器付き歯ブラシを使用してください．
- 開口器（図3）：開口の維持が困難な場合や開口指示が入らない場合，バイトブロックやゆびガード®，開口器などで視野を確保します．バイトブロックを噛ませる場合は歯が折れるのを予防するため，前歯ではなく奥歯に噛ませることが原則です．また，歯の動揺はあらかじめ確認してください．

3）充実ケアの実際

①姿勢の調整

　患者さんに負担が少なく，体幹が安定し介助者がケアを行いやすい体位が基本です．仰臥位の場合は，誤嚥予防のために頸部伸展位（第3章4の図3参照）をとらないように注意してください．また，口腔ケアの汚水により寝衣が汚染されないようエプロンやタオルで覆っておきます．

②加湿

　スポンジブラシなどを使用し，口唇や口腔内を水や保湿ジェルで潤し，

乾燥を改善してからケアを行います．乾燥したまま行うと，粘膜を傷つけることになります．

③**歯ブラシを用いたブラッシング**

　　プラークが残留しやすい歯間に注意を向けながら，一本一本歯の表面の汚れを取り除きます．歯磨き粉に含まれる発泡剤には汚染物除去を促す効果や汚染物の再付着を予防する効果があります．しかし，**歯磨き粉が口腔内に拡散することで誤嚥のリスクが高くなる**ことや，泡により口腔内の観察が難しくなるなどのデメリットもあることに留意してください．

④**口腔内に溶出した汚染物の除去（清掃）**

　　ブラッシングの直後は，歯間や歯周ポケットから細菌が溶出し，口腔内細菌数が増加しています．そこで，含嗽や拭き取りなどで汚染物除去を行っていきます．含嗽ができない場合は，歯ブラシやスポンジブラシを何度もきれいな水で濯ぎながら，歯の表面を磨いていきます．この濯ぎが洗口の役割になります．その際は，洗浄水が汚染物により白く濁らなくなるまで，洗浄水を交換する必要があります．

　　仰臥位で行う患者さんは誤嚥のリスクが高いので，**洗浄水を吸引する方法と汚染物を口腔用ウェットティシュで拭き取る方法（拭き取り法）**があります．

⑤**保湿**

　　経口摂取をしていない患者さんは唾液の分泌量が少ないので，口腔内が乾燥しやすくなります．口腔内の保湿目的で，保湿剤を薄く塗布します．

4) 維持ケアの実際

　　口腔内細菌数は，口腔ケア後4〜5時間でケア前の細菌数まで戻るため口腔内細菌数の減少につながる4〜6時間ごとの維持ケアが必要です．

　　維持ケアは主として前述の②加湿，④清掃，⑤保湿を行います．

5) 義歯の管理

　　義歯の清掃は，義歯ブラシか硬めの歯ブラシで必ず流水下で磨きます．義歯に付着したプラークは歯ブラシなどでは取り除くことはできないので，義歯洗浄剤による化学的な清掃方法を組み合わせて行うと効果的です．また，**義歯は数日間装着しないだけで歯槽骨などの形態に変化が生じるため，昼間は装着を促してください．**

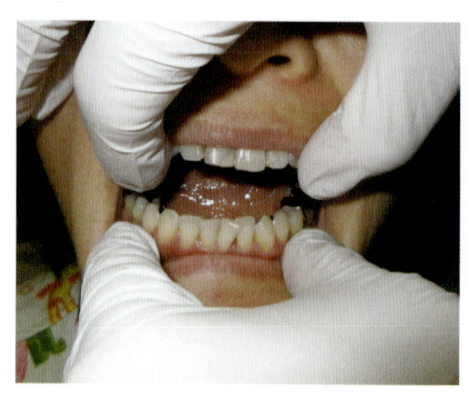

図4 ● 下顎押し下げ法

3 開口障害へのアプローチ

　口腔ケアは患者さん自身に開口など協力してもらう必要があります．しかし，脳神経障害や廃用症候群，拘縮から開口が不可能なこともあります．その際には，介助者が開口をサポートする必要があります．

1）開口の工夫

①開口を誘発させる

　優しく呼びかけて，緊張を和らげることが大切です．急に大きく開口せずに徐々に開口させてください．その他に「K-point刺激法」「下顎押し下げ法」という開口手技が知られています．

②K-point刺激法

　麻痺側の臼後三角最後部やや後方の内側（K-point）を刺激することで開口が誘発される方法です．K-point刺激法は特に偽性球麻痺の患者さんに効果的です（第3章5の図5参照）．

③下顎押し下げ法

　口腔前庭に指を挿入し，指全体を使って咬合する力と同じくらいの力で押し下げると開口が促される場合があります．脳性麻痺などで口腔の緊張が強い患者さんに効果的です（図4）．

2) 開口の保持

　開口が誘発されたら，開口器を咬合面に挿入し開口を保持し，口腔ケアの視野を確保します．ただし，開口器を使用して開口を保持すると嚥下ができません．口腔ケアは短時間で行い，実施中は唾液や洗浄液の吸引をするなど配慮が必要です．

〈近藤きよ美〉

Dr.谷口の ワンポイントアドバイス

　胃カメラの際のマウスピースを着脱するときに，患者さんが開口してくれないで困ることがあります．そんなときに本項にあるK-point刺激法が有効だったりします．私の「小技」です．

第3章 嚥下障害の治療

3 リハビリテーション（間接訓練）

> **Point**
> - 嚥下障害のリハビリテーションは2種類．間接訓練と直接訓練である
> - 間接訓練とは食べずに行う基礎訓練のことである
> - 間接訓練は重度の嚥下障害患者にも行える
> - 間接訓練の主な目的は，①口腔・咽頭・喉頭など嚥下にかかわる器官の機能維持・改善，②誤嚥性肺炎予防のための呼吸機能の維持・改善，③経口摂取前の準備体操である

1 嚥下のリハビリテーション

　嚥下のリハビリテーション（嚥下訓練）といわれるとどのようなイメージをもちますか．「気をつけて食べさせてよ」「とりあえず嚥下食にしておいたら？」等，漠然としたイメージのなかで取り組まれる先生が多いのではないでしょうか．

　日本脳卒中学会から出ている「脳卒中治療ガイドライン2009」[1]によれば，嚥下障害に対するリハビリテーションは推奨グレードB（行うよう勧められる）とされています．

　では嚥下のリハビリテーションはどのように行うのでしょうか？リハビリテーションの詳細は後述しますが，まずは**実際に患者さんが食べたり飲んだりしている場面に立ち会って診る**ことが大切です．

　ムセ（誤嚥）だけではなく，口に溜めこんだり，なかなか飲み込まない，など色々な問題点が見えてきます．またいつも食事介助にあたっている看護師から情報を得ることで観察場面ではわからなかった問題点が見えることがあります．そして見えてきた問題点に対して，1つ1つアプローチすることから嚥下のリハビリテーションが始まります．

2 間接訓練とは？

　嚥下のリハビリテーションは大きく2種類，食べ物を用いない**間接訓練（基礎訓練）**と，食べ物を用いる**直接訓練（摂食訓練）**とに分かれます．

　間接訓練は，直接訓練の開始基準（次項で説明します）に達しない重度の嚥下障害患者に対しても行うことができる訓練です．離床困難な患者さんに対し拘縮予防の関節可動域（range of motion：ROM）訓練や，床上での筋力トレーニングを行うように，嚥下障害に対しても絶飲食になっている期間にも行えることがあります．また直接訓練が開始されても併せて行っています．

　間接訓練の主な目的は3つあります．①「摂食・嚥下にかかわる各器官の機能維持と改善」，②「呼吸機能を維持・改善して，誤嚥物の喀出力を養い，誤嚥性肺炎を予防すること」，③「食事前の準備体操として嚥下体操を行い，スムーズな食事摂取を促すこと」です．

　ここでは主な間接訓練について紹介します．嚥下訓練の詳細は，日本摂食嚥下リハビリテーション学会「訓練法のまとめ（2014版）」[2]で紹介されています．なお，この文献は日本摂食嚥下リハビリテーション学会ホームページからも検索，閲覧が可能です．

3 代表的な間接訓練

1) 嚥下体操（図1）

目的：「さぁ，走るぞ！」と思ったとき，いきなり走りますか？準備運動を行ってから走るでしょう．食事も同じです．嚥下体操は**食事前の準備運動**という目的があります．準備運動なので疲れないように数分で終わるプログラムになっています．首や肩のリラクゼーション，口唇・頬・舌の運動，構音・発声練習を組み合わせて行います．

　また食事前の準備運動としてだけではなく，**頬・口唇・舌の運動機能を改善するための基礎訓練**としても用いています．

対象：偽性球麻痺患者さんや高齢者全般です．

方法：各運動は2〜3回ずつくり返して行いましょう．

　各運動の詳細は**図1**をご覧ください．なお，①〜⑥と⑩，⑫がリラクゼーションと呼吸の訓練，⑦〜⑨が口腔の基礎訓練，⑪は「パ」が口唇の，「タ」

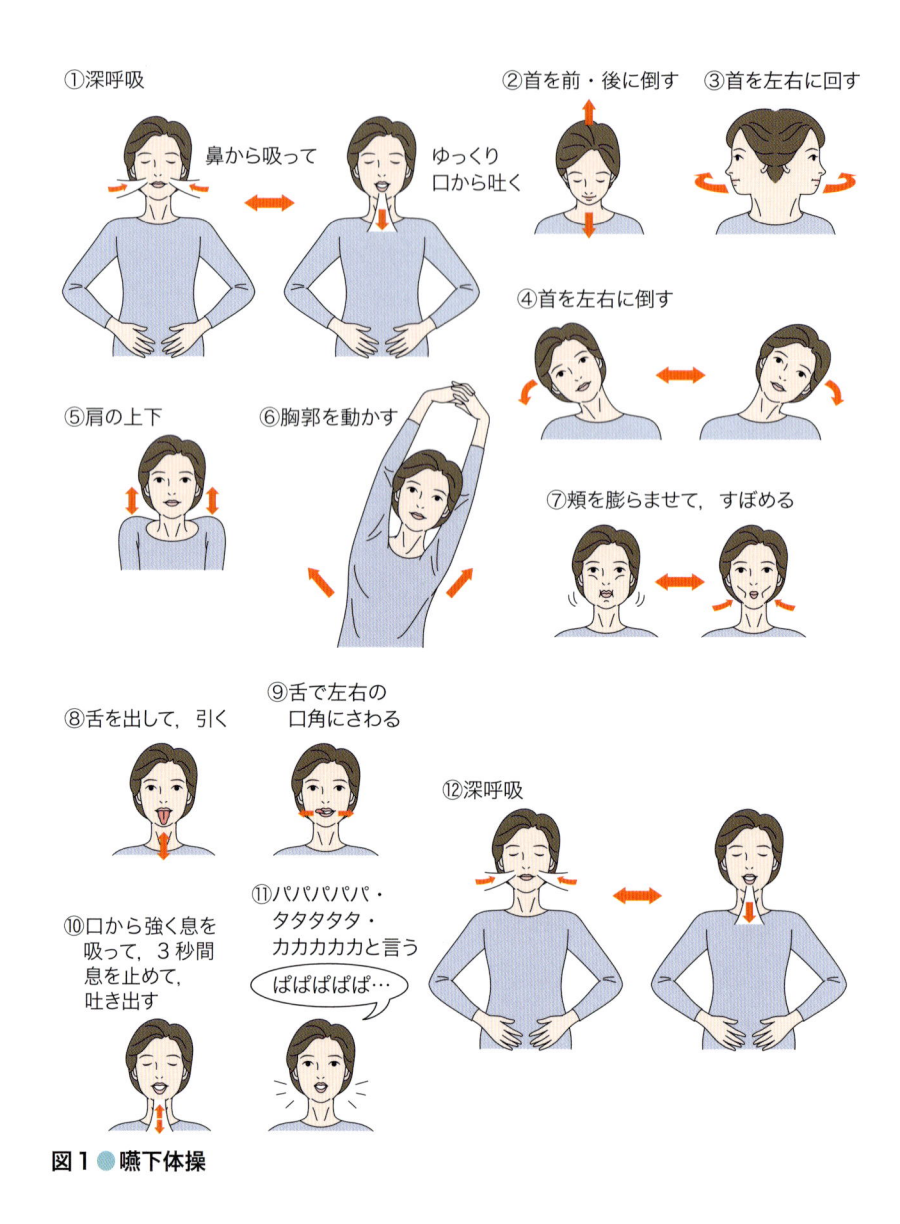

①深呼吸　鼻から吸って　ゆっくり口から吐く
②首を前・後に倒す
③首を左右に回す
④首を左右に倒す
⑤肩の上下
⑥胸郭を動かす
⑦頬を膨らませて，すぼめる
⑧舌を出して，引く
⑨舌で左右の口角にさわる
⑩口から強く息を吸って，3秒間息を止めて，吐き出す
⑪パパパパパ・タタタタタ・カカカカカと言う
　ぱぱぱぱぱ…
⑫深呼吸

図1● 嚥下体操

が前舌の，「カ」が奥舌の訓練となります．

2) 頬・口唇・舌の訓練

　　目的：嚥下体操が準備運動だとしたら，頬・口唇・舌の訓練は，弱い部分

を強化する個別プログラム運動です．患者さん自身に行ってもらう場合（自動運動）と介助する場合（他動運動）とがあります．

自主練習ができる患者さんには自分で行ってもらいます．認知機能低下等によって自主練習が困難な場合には，リハビリ時間に言語聴覚士（speech-language-hearing therapist：ST）が行ったり，看護師や看護学生，家族等に指導をして行ってもらいます．

目的は頰・口唇・舌の筋力低下や拘縮の予防や機能改善です．

適応：脳血管障害，神経筋疾患，口腔癌術後の患者さん，高齢者全般などで咀嚼，食塊形成，送り込み障害のある患者さんです．

なお，末梢性顔面神経麻痺の場合には，運動ではなく麻痺側のマッサージが中心になります．理学療法士にお尋ねください．

方法：

口唇・頰の自動運動（図2）

図2の①～④が口唇と頰の自動運動です．こちらもそれぞれ何回かくり返して行います．

口唇・頰の他動運動

- 第1指と第2指で上口唇を挟みます．口唇の中心から外側に向けてマッサージをします．下口唇に対しても同じように行います．
- 口輪筋の走行に沿ってつまんだり，垂直に押し上げたり下げたりします．
- 頰全体を掌で円を描くようにゆっくりストレッチをしながらマッサージをします．

舌の自動運動（図2）

図2の④～⑨が舌の自動運動です．各運動を何回かくり返して行います．

舌の他動運動

- 舌を湿ったガーゼで包み，前後，左右，上下の運動を介助します．
- 指や舌圧子やスプーンを使って舌を外方から，上からマッサージをします．
- 舌が弛緩している場合にはタッピングをして筋の収縮を促します．

3）のどのアイスマッサージ（図3）

目的：口腔や咽頭に冷たい刺激を与えて，**口腔・咽頭の感覚を改善**したり，**嚥下反射を誘発**することです．

経口摂取をしていない患者さんに間接訓練として行いますが，経口摂取をしている患者さんにも食事前の準備運動として行うことがあります．

①開口・閉口 ②口唇の突出・横引

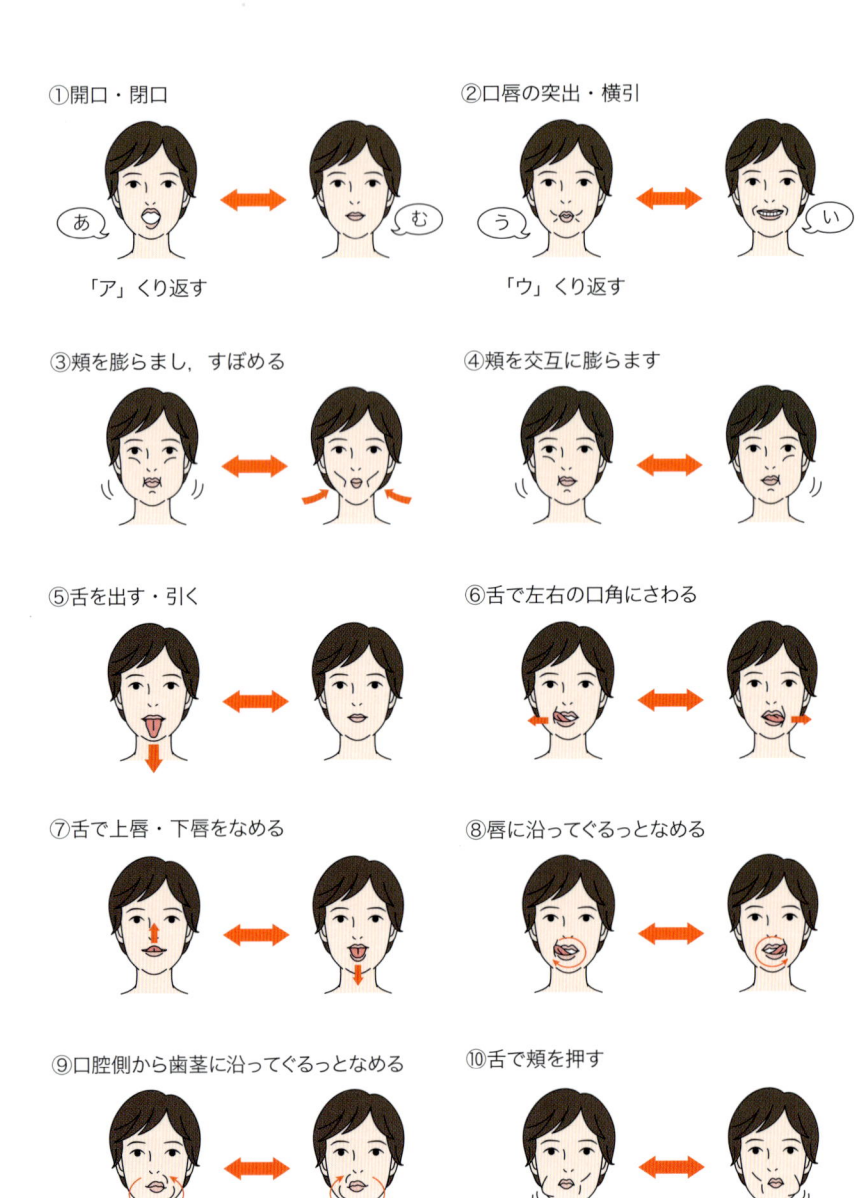

あ む う い

「ア」くり返す 「ウ」くり返す

③頬を膨らまし，すぼめる ④頬を交互に膨らます

⑤舌を出す・引く ⑥舌で左右の口角にさわる

⑦舌で上唇・下唇をなめる ⑧唇に沿ってぐるっとなめる

⑨口腔側から歯茎に沿ってぐるっとなめる ⑩舌で頬を押す

図2● 口唇・頬・舌の自動運動

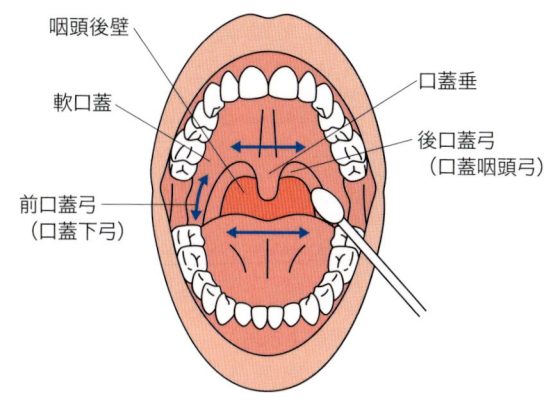

図3 ● アイスマッサージの位置

また，口腔や咽頭に残留があるのに追加の嚥下（複数回嚥下）をしてくれないときにもアイスマッサージで嚥下反射を誘発することがあります．

適応：嚥下障害をもつ患者さん全般です．意識障害や認知障害のために指示に従えない方にも行えます．

方法：

- 口唇や口腔内が乾燥しているときには，綿棒で口唇を湿らせて開口時に口角が切れないように配慮しています．口腔内の乾燥があれば，頬の内側，歯茎など湿らせてからマッサージを行います．
- 前口蓋弓のマッサージを基本として，舌背の後半部分，舌根部，軟口蓋，咽頭後壁の粘膜面をなぞったり，押してマッサージをします（図3）．マッサージをすると刺激中・後に嚥下反射が起こります．嚥下反射が起きない場合には唾を飲み込むよう促します．**唾を飲み込むまでが訓練です**．

アイスマッサージで使用する綿棒ですが，昔は頑張って作っていました．今は市販されているので簡単に手に入ります．

凍らせた綿棒を用意することも，日々の診療のなかでは大変です．そこで氷水に綿棒を浸して軽く絞って使うことで手間を減らし，気軽に実施するようにしています．

また患者さんによっては，味覚刺激のために氷水の代わりに，氷を入れたレモン水やジュースに浸して行うこともあります．

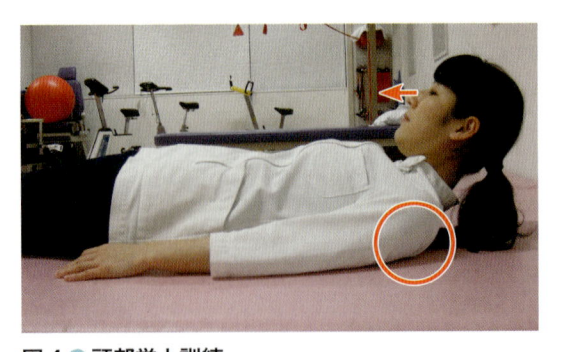

図4● 頭部挙上訓練
肩は床に付けたまま（○）つま先を見るように頭部を挙上する

　咽頭反射（pharyngeal reflex）が強い患者さんには無理をしないでください．こんなとき，私は咽頭反射が起こらない範囲で口腔内全体をマッサージして冷刺激をし，潤して唾液嚥下を促しています．

4）頭部挙上訓練（シャキア・エクササイズ，Shakier exercise）[3]（図4）

目的：頭部挙上訓練は**舌骨上筋群の筋力トレーニング**です．その結果，喉頭の前上方運動を強化して食道入口部の開大をよくします．食塊を通過しやすく，そして咽頭残留を減らすことが目的です．

適応：喉頭の前上方運動が低下し，食道入口部の開大が不十分な患者さんや，球麻痺患者，高齢者です．ただし負荷が強い訓練です．頸椎症や高血圧，循環器疾患により負荷制限がある場合には，実施の可否を検討ください．

方法：

挙上位持続運動

　仰臥位で，肩を床につけたまま（ここが大切です），つま先を見るように頭だけを持ち上げます．1分間挙上位を持続し1分間休みます．これを3回くり返します．

　この原法通りにエクササイズを行うことはとても大変です．20歳代の理学療法士でもこの運動ができないことがありました．臨床場面でもできない方がほとんどなので，患者さんに合わせ負荷を調整します．方法は日本摂食嚥下リハビリテーション学会「訓練法のまとめ（2014版）[2]」に記載されています．

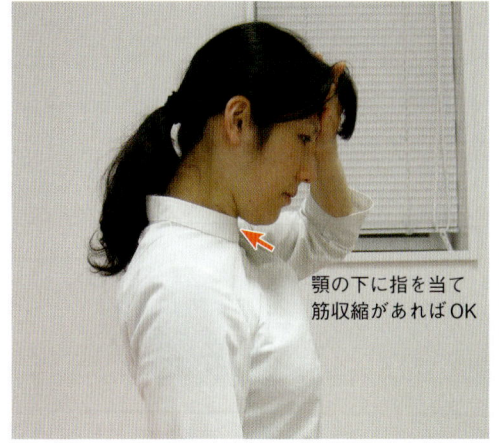

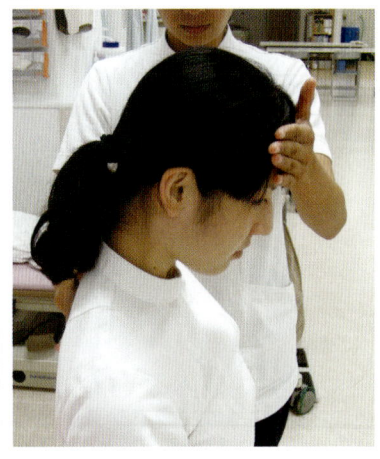

図5● 嚥下おでこ体操
Aは自分で行う方法．自分でできない場合はBのように治療者が抵抗を加える

顎の下に指を当て
筋収縮があればOK

しかしこの負荷量の決め方も煩雑な日常業務に追われると大変です．私は呼吸や血圧の問題がなければ，挙上時間を10秒→15秒というように少しずつ負荷を増やしています．回数も3回に限らず，10秒を3回，10秒を10回，というように患者さんの疲労に合わせて行っています．また仰臥位で行うこともとても大変です．負荷を減らすためリクライニング30°で行うなどしています．

反復挙上運動

仰臥位で，肩を床につけたまま，頭部の上げ下げを30回連続してくり返します．1日3回を6週間続けます．

こちらも，上記のように患者さんによってはリクライニング30°にしたり，5回連続，10回連続にするなど，負荷を調整することが多いです．

5）嚥下おでこ体操[4]（図5）

頭部挙上訓練と目的は同じです．負荷が軽いので，**より筋力の弱い患者さんや，円背のため仰臥位になれない患者さんにも行いやすく用途が広く便利です**．また即時効果があるので食前に実施することもよいです．

頭部挙上訓練と同じように，頸椎症や高血圧，循環器疾患には注意が必要です．

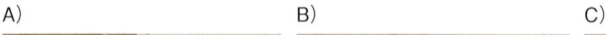

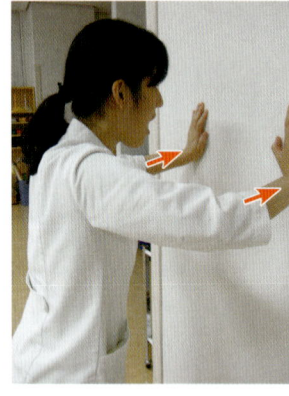

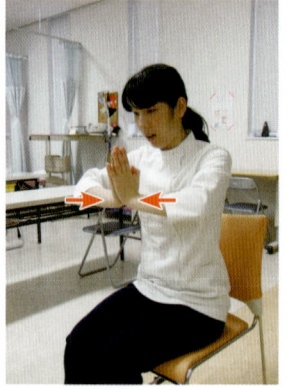

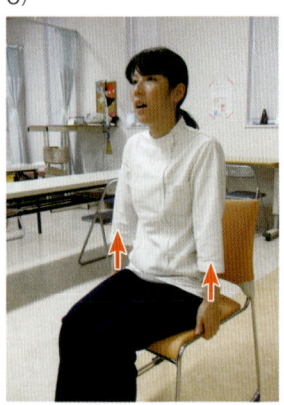

図6● プッシング・プリング訓練
A,Bはプッシング訓練．Cはプリング訓練

目的・適応：頭部挙上訓練と同じです．
方法：額に掌を当て押して抵抗を加えながら，おへそをのぞくように下を向いてもらいます．

持続訓練
　ゆっくり5つ数えながら下を向いた状態を持続します．

反復訓練
　1から5まで数えながら下を向いたときに力を入れるようにします．

6）プッシング・プリング訓練（pushing exercise）／（pulling exercise）（図6）

目的：上肢に力を入れてみてください．喉の奥に力の入る感じや絞まる感じがしませんか？ この訓練はこれを利用して，**声門閉鎖を強化**して誤嚥を防止することが目的です．

　カラオケで無理やり声を出して歌うと声が嗄れますね．この訓練では発声を行いますが同じように強く声を出しすぎると声帯を痛めるので注意してください．何事もやりすぎは禁物です．

　力を入れる訓練なので，頭部挙上訓練と同様，高血圧や循環器疾患により負荷に制限がある場合は実施の可否を検討ください．

適応：脳血管疾患，**反回神経麻痺**，各種原因による声門閉鎖不全（ささやき声や息が漏れて擦れた声）がある患者さんです．

方法：プッシング訓練，プリング訓練の違いは，上肢の力を入れるときに，押すのか引くのかの違いです．

① プッシング動作（壁や机を押す，両手を胸の前で合わせ内側へ押す，肩からこぶしを振り下ろす）または，プリング動作（椅子の底面や肘掛を引っ張ったり，両手を前でつないで外側へ引っ張る）をします．

② 上記動作に合わせて強く声を出します．「あっ」「あー！」などです．

③ ある程度，響く声（ささやき声ではない声）が出てきたら，徐々にプッシングないしプリング動作を減らし，通常の発声方法に近づけます．

◆ 文献

1) 「脳卒中治療ガイドライン2009」（篠原幸人，他／編）脳卒中合同ガイドライン委員会，日本脳卒中学会，2010
2) 日本摂食嚥下リハビリテーション学会医療検討委員会：訓練法のまとめ（2014版）．日摂食嚥下リハ会誌，18：55-89, 2014（http://www.jsdr.or.jp/wp-content/uploads/file/doc/18-1-p55-89.pdf で閲覧できる）
3) Shaker R, et al：Augmentation of deglutitive upper esophageal sphincter opening in the elderly by exercise. Am J Physiol , 272：G1518-G1522, 1997
4) 岩田義弘，他：高齢者に対する頸部等尺性収縮手技（chin push-pull maneuver）による嚥下訓練—自己実施訓練の効果—．耳鼻，56：S195-S201, 2010
5) 「嚥下障害ポケットマニュアル 第3版」（聖隷嚥下チーム／執筆），医歯薬出版，2011
6) 「Q＆Aと症例でわかる！摂食・嚥下障害ケア」（藤島一郎，他／編）羊土社，2013
7) 「動画DVD付 顔面神経麻痺のリハビリテーション」（栢森良二／著），医歯薬出版，2010

〈若井真紀子〉

第3章 嚥下障害の治療

4 リハビリテーション（直接訓練）

Point
- 直接訓練は食べながら行う訓練のことである
- 直接訓練は常に誤嚥や窒息のリスクを伴う
- 直接訓練の開始には①バイタルサインが安定していること，②覚醒していること（JCS Ⅰ桁以下），③気管カニューレが留置されている場合，発声可能なタイプであること，が前提である
- 直接訓練の目的は，安全に食べながら嚥下機能を改善することである

1 直接訓練

　歩けるようになるには筋力強化訓練や立位訓練だけでは不十分です．平行棒や歩行器などを用いてでも歩く訓練をしなければなりません．種々の訓練も大切ですが，最終的には実際に歩く訓練をするべきです．嚥下訓練も同じです．間接訓練もよいのですが，**少しずつでも実際に食べること（直接訓練）が訓練になります**．

　歩けない患者さんは平行棒や歩行器や杖を使いながら歩いて訓練をします．同じように嚥下障害の患者さんでは体位を調整したり，食形態を調整しながら直接訓練を行います．直接訓練ではこの**条件設定が重要なポイント**であることを理解してください．

　直接訓練は食べる訓練なので，訓練中に誤嚥や窒息のリスクがあることを認識しておく必要があります．また訓練開始のタイミングにも注意が必要です．

❷ 直接訓練開始の条件と注意点

1) 全身状態

まずは全身状態が安定してから始めます．CRP値が高い場合，頻呼吸がある場合は改善を待ってください．酸素がマスクから投与されている場合は**鼻カニューラになるまで待ってください**．痰が多く常にゴロゴロしている状態で頻回な吸引をしているときも痰の減少を待ってください．

2) 意識障害

意識障害の有無も重要です．**意識はJapan Coma Scale（JCS）Ⅰ桁以下で始めます**．臨床場面では，閉眼したまま「食べたい」「飲みたい」とおっしゃる方も多いですが，いざ飲食物を口に入れると嚥下せず口腔内に溜めこんでやはり誤嚥する方を多く経験します．

3) 気管切開

気管切開をしている場合は，発声可能なタイプの気管カニューレに変更してから始めます（第4章Q3参照）．

4) リスク管理

リスク管理として，吸引器の準備をしておきましょう．状況によってはバイタルサインのチェックができるようパルスオキシメーターを装着します．

5) 食形態変更のタイミング

嚥下訓練が進み食形態を変更する際は，タイミングにも配慮が必要です．当院では誤嚥して吸引が必要になることを想定し，朝夕食ではなく，昼食などスタッフの多い時間帯に行うことが多いです．

6) 栄養管理・投薬方法

直接訓練を開始して，すぐに経口のみで必要栄養量・水分量を摂ったり，確実に内服できるわけではありません．栄養管理・投薬方法の検討（経管栄養を併用する等）も必要です．

❸ 代表的な直接訓練

1) 嚥下の意識化（think swallow）

目的：テレビを見ながらお茶を飲んでむせた経験はありませんか？これは侵入もしくは誤嚥をしています．健常者でもあることなので，嚥下障害の患者さんが不用意に飲み込めばより誤嚥をしやすくなります．飲み込みを意識して，嚥下に集中することで，誤嚥や咽頭残留を減らすことができます．

適応：偽性球麻痺，認知症，高齢者等で，食物が咽頭に流入するタイミングと嚥下反射惹起のタイミングがずれる患者さんです．**特に液体を誤嚥する場合に有効**といわれています．

方法：環境調整を意識します．テレビを消す，病室であればカーテンを引く等，食事に集中できるようにします．いつまでも飲み込まないときには「飲みましょう」など適宜声かけをし，嚥下を促すことも有効です．

2) 体幹角度調整

目的：食事はきちんと座って食べた方がよいと思っていませんか？確かに椅子や車椅子に座って食べると，食物をしっかり見られるし，自分で食べられるので，理想的です．しかし**座位で食べていて誤嚥する患者さんのなかには，背もたれに寄り掛かったり，リクライニング位にすると誤嚥せず食べられる方がいます．**

リクライニング位で嚥下が改善する機序は，①**重力による口腔から咽頭への送り込みの改善**（第5章1の図2を参照），②**重力により，腹側に位置する気管に誤嚥しにくくなる**（**図1**），③**梨状窩の残留が前方に垂れ込みにくくなる**，の3点です．

適応：偽性球麻痺，球麻痺のために食物の取り込み（捕食）障害や食塊の送り込み障害がある患者さん，嚥下反射の遅れやタイミングのずれによって誤嚥の可能性がある患者さんです．

方法：
- 床面に対し30°（体幹角度30°，30°仰臥位，リクライニング30°，等といいます），45°，60°とリクライニング位にして食べます（**図2**）．
- リクライニングの角度は重症度に合わせます．訓練開始時や重度の嚥下障害の場合は，30°から始めます．摂取状況にあわせながら，45°，60°，

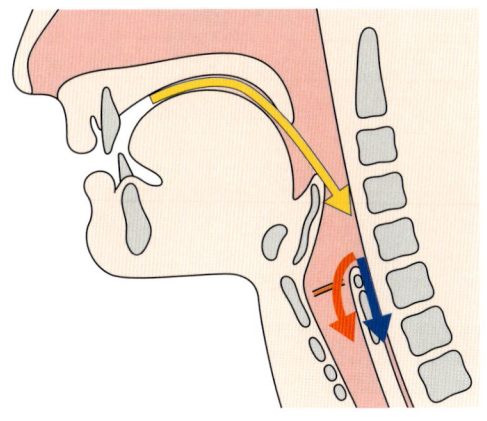

A) 座位　　　　　　　　　　　B) リクライニング位

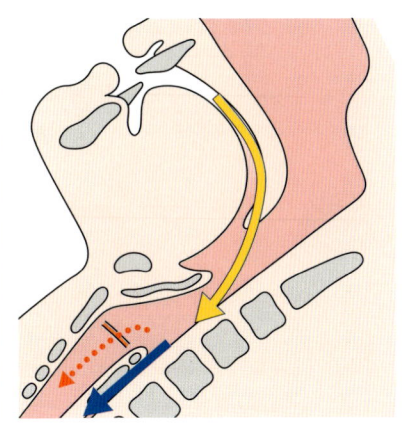

図1● リクライニング位の利点
Aは座位，Bはリクライニング位．→は口腔から咽頭への送り込まれた食塊，→は食道へ嚥下された食塊，→は誤嚥した食塊を示す．リクライニング位では気管は腹側に位置するため誤嚥しにくい

座位へと徐々に起こしていきます．
- **頸部は前屈位**にします．リクライニング位では頸部が伸展しやすく，舌根も沈下しやすくなるので注意しましょう．試しに頸部を伸展させて唾を飲み込んでみてください，とっても飲み難いはずです．
- 体幹が下にずり落ちて姿勢が崩れやすいので，枕などで調整するとよいです．

注意：
- 食事を自分で食べるには少なくとも45°以上でないと難しいです．30°に調整が必要なときには介助にしてください．
- 30°では口腔から咽頭への食塊の送り込みがしやすくなります．しかし流動性の高い水分は咽頭へすっと流れてしまい，口に水を溜めて自分のタイミングで飲み込めない患者さんは，かえって誤嚥しやすくなります．飲食物の性状には注意してください．

3) 顎引き嚥下（chin down，頸部屈曲位）

目的：気管挿管の場面を思い出してください．頸部は伸展位ですね．この位置は口腔から気管までが直線状なので誤嚥しやすくなります．また頸

A）体幹角度30°，顎引き嚥下　　　B）体幹角度60°

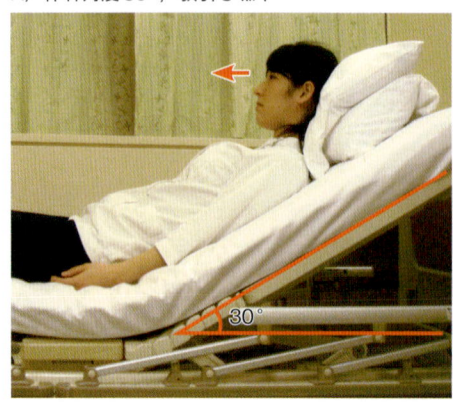

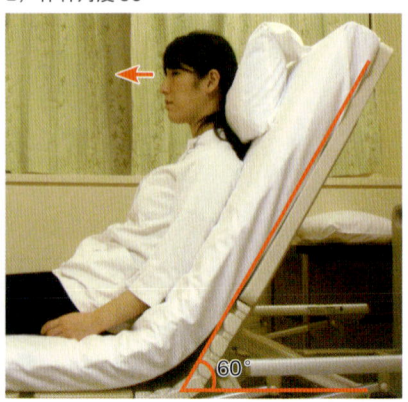

図2● 体幹角度

　　部の筋群は緊張しており喉頭が挙上しにくくなります．
　　頸部を屈曲させて嚥下すると，咽頭と気管に角度がついて誤嚥しにくくなります．また，頸部の筋群も緊張せず，嚥下しやすくなります．
- **適応**：リクライニング位で食べる患者さん，嚥下前誤嚥がある患者さん（特に水分の誤嚥がある患者さんには有効）です．
- **方法**：顎を引いて頸部前屈位にします．このときの**前屈の角度は，顎の下と胸とが指3～4本分になるようにします**．顎を過度に引いてしまうと喉頭蓋の反転を邪魔して嚥下しにくくなるので注意してください（図3）．

4）頸部回旋（neck rotation, head rotation, 横向き嚥下）

- **目的**：食塊の下咽頭への送り込み側をコントロールする効果と，食道入口部の通過を改善させる効果があります．
　　頸部を回旋すると回旋側の下咽頭は狭くなり，非回旋側の下咽頭は広くなります．その結果，食物は**非回旋側の下咽頭へ送り込まれやすくなります**（送り込み側のコントロール）．
　　また**非回旋側の食道入口部の静止圧が低下**するので，食道入口部の通過が改善します．
- **適応**：**左右の食道入口部の通過に差がある患者さん．梨状窩に食物残留を認める患者さん**です．
- **方法**：目的によって2種類の方法があります．

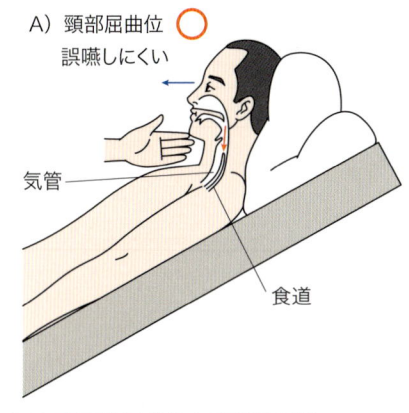

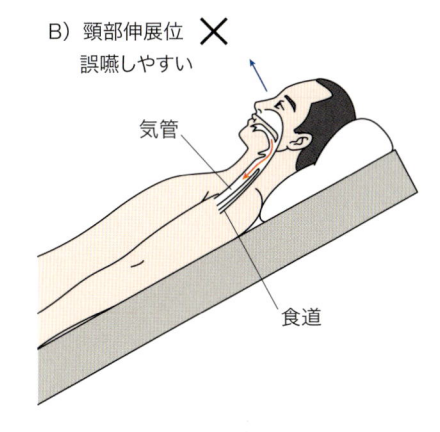

図3 ● 頸部屈曲位と頸部伸展位

嚥下前頸部回旋

嚥下前にあらかじめ頸部を回旋して，通過しやすい側の食道入口部へ食塊を誘導することで，誤嚥を予防する方法です．食道入口部の通過障害がある側（患側）に，頸部を回旋させます（図4）．

30°リクライニング位のときは，頸部回旋だけだと食塊が回旋側に誘導されやすくなってしまいます．30°リクライニング位のときには，次に説明する一側嚥下と組み合わせています．

嚥下後頸部回旋

嚥下後に頸部を回旋して，梨状窩の残留物を除去する方法です．嚥下後，非残留側に頸部を回旋し空嚥下をします．

5）一側嚥下（図5）

目的：訓練を始めたばかりの頃，リクライニング位になって食べた方がよいことに驚きましたが，側臥位をとることで食べられるようになる患者さんもいることを知り，目からうろこが落ちました．

食道入口部の通過しやすい側（健側）を下にした側臥位をとり食道入口部の通過障害を改善させます．食塊の送り込みが頸部回旋よりも確実になります．

この姿勢は，嚥下内視鏡検査や嚥下造影検査で左右の食道入口部の通過障害を認め，方法を試して効果があるかを評価してから用いることが望

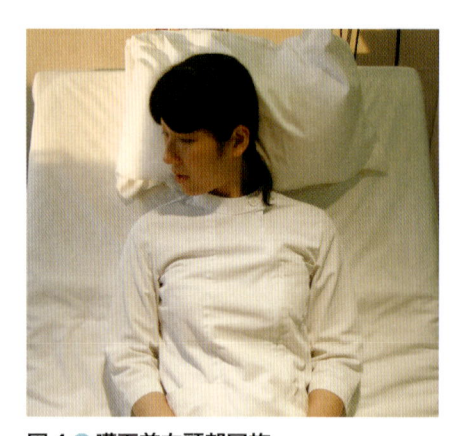

図4● 嚥下前右頸部回旋
頸部はやや屈曲させる．健側（左）の梨状窩が開き食塊が通過する

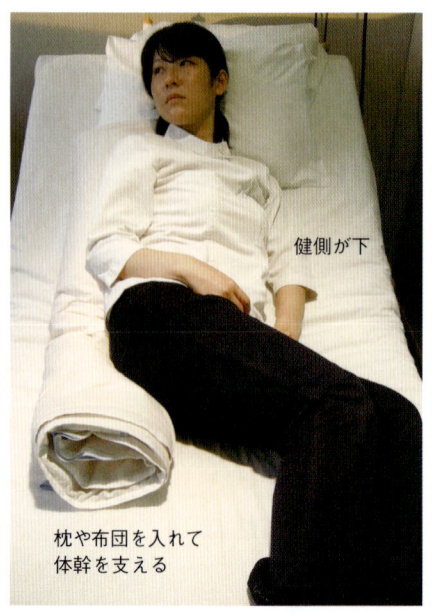

図5● 一側嚥下（左下側臥位頸部右回旋）
体幹は健側を下にした側臥位（写真は左が健側）．頸部は患側へ回旋させ，食物を健側の梨状窩へ誘導している．顎引き嚥下も行っている

ましいです．

適応：球麻痺患者，一側性の咽頭・喉頭麻痺患者で食道入口部の通過障害がある患者さん．頸部回旋だけでは回旋側（患側）に食塊が送り込まれる患者さんなどです．特に延髄外側梗塞はよい適応です．

方法：

- **食道入口部の通過しやすい側（健側）を下にした側臥位姿勢**にします．側臥位は支えを入れないと辛いですし崩れてしまうので，肩・腰など体幹に枕や布団等を丸めて入れて支えます．
- 頸部回旋を組み合わせて行います．**頸部は患側へ回旋**させやや顎を引きます．

6）交互嚥下

目的：焼き芋を食べるとき，水分なしで食べられますか？ 私は喉につかえてしまうので食べられません．お茶を飲みながら食べています．実はこ

れも立派な交互嚥下の実践なのです．
　異なる性状の食物を交互に嚥下し，口腔や咽頭，食道の残留物を除去することが目的です．
適応：口腔，咽頭，食道に残留がある患者さんです．
方法：残留しやすい飲食物を嚥下した後に，ゼリーやとろみ付き水分を嚥下します．交互にくり返します．

- 臨床場面では，ペースト食やミキサー食を食べている患者さんの場合は，より嚥下しやすいゼリーで交互嚥下をしています．刻みとろみ食など粒があるものを食べている患者さんの場合は，均質なゼリーやペースト食，ミキサー食，とろみ付きの水やお茶など，粒のないもので交互嚥下をしてもらいます．
- 残留の程度によって1口ごとに交互嚥下を行うときもあれば，数口ごとに行うときもあります．
- 認知症等で指示が守れない患者さん等は，食事の最後にゼリーやとろみ付き水分を5，6口嚥下してもらう方法もあります．

7）複数回嚥下，反復嚥下

目的：錠剤を飲むとき，時々喉に引っかかるときがありませんか？　そのときに何回か唾を飲み込んで錠剤を飲み込もうとすると思います．これを意識的にやってもらう方法です．
　1口食べたら数回唾を飲み込み，咽頭残留を除去して嚥下後の誤嚥を予防することが目的です．
適応：咽頭残留のある患者さんです．
方法：1口嚥下した後に「唾を飲み込んでください」等声かけをして唾を飲み込んでもらいます．唾液を飲むことを空嚥下といいますが，空嚥下を1〜数回行ってもらいます．

- 高齢者や抜管直後など，咽頭感覚が低下しているときには，咽頭残留があっても残留を感じない患者さんがいます．嚥下内視鏡検査や嚥下造影検査で残留が認められた場合には，たとえ残留感がなくても空嚥下を促してください．
- 食事場面では，嚥下後に湿った声（湿性嗄声）や痰がらみがあるときには，咽頭残留があると判断し，空嚥下を促しています．
- ただ空嚥下を促しても「できない」と言われることもしばしばあります．

そんなときにはアイスマッサージを行ってから唾を飲むよう促すとうまくできることがあります（**第3章3**参照）．
- 認知症等でアイスマッサージも難しいときには，介助していた空のスプーンをちょっと湿らせて口に入れると，もぐもぐと咀嚼運動が起きて空嚥下につながることもあります．これでも空嚥下が起きないときには，ごく少量の食物を口に入れて（追加嚥下），嚥下してもらいます．

◆ 文献
1) 日本摂食嚥下リハビリテーション学会医療検討委員会：訓練法のまとめ（2014版），日摂食嚥下リハ会誌，18：55-89, 2014
2) 「気管カニューレの種類とその使い分け」（梅崎敏郎/監修），高研，2008
3) 「嚥下障害ポケットマニュアル 第3版」（聖隷嚥下チーム/執筆），医歯薬出版，2011
4) 「Q&Aと症例でわかる！摂食・嚥下障害ケア」（藤島一郎，他/編），羊土社，2013

〈若井真紀子〉

第3章 嚥下障害の治療

5 摂食方法と食形態の工夫

Point
- スプーンの大きさ，介助の仕方を工夫すると誤嚥を予防できる
- 口が開かないときにはK-pointを刺激すると開口を促せる
- 食形態を工夫することで，嚥下しやすくなり，誤嚥を予防することができる

1 摂食方法の工夫

ここではもう少し具体的な工夫をお伝えします．

1) スプーンの選び方

私たちはプリンを食べるとき，カレーを食べるとき等，場面によって使うスプーンを変えています．嚥下障害がある患者さんのスプーンを選ぶときには，どのようなことに気をつけたらよいでしょう？

①一口量の調整ができるか，②唇で取り込みやすいか，③奥舌に入れやすいか，④自分で食べやすい，または介助しやすいか，等に気をつけて選んでください．

一口量の調整：自分の一口量はどのくらいか試したところ，水分なら10 mLくらいでした．けれど嚥下訓練を始めたばかりの患者さんの一口量として10 mLは多すぎます．例えばゼリーで直接訓練を始めるときには，一口量を2 gないし3 gにしています．患者さんがカレーを食べるときに使う大きなスプーンを使ってむせていたら，すぐに小さなスプーンに変えて一口量を減らしてください．

選び方（図1）：
- ボウル部分が小さく，薄く，浅いスプーンを選びます．浅いものは口唇閉鎖が弱い患者さんでも取り込みしやすく，スプーンに残留しにくくな

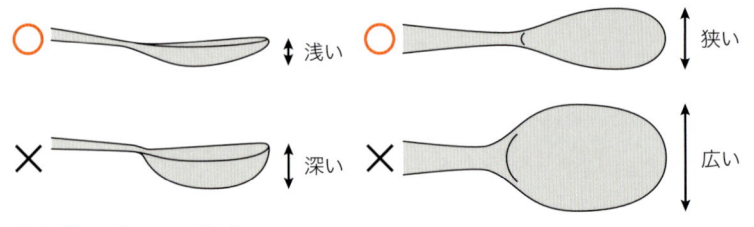

図1●スプーンの選び方
深く広いスプーンは口唇で取り込みにくい．またスプーンに食べ物が残りやすい

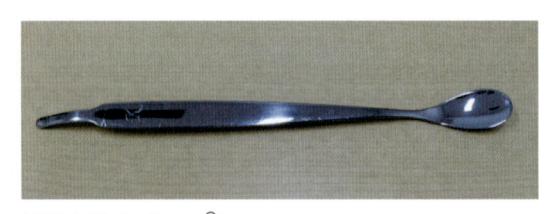

図2●Kスプーン®
ボウルは小さく幅が狭く浅い．柄が長く介助しやすく，また奥舌に入れやすい

ります．小さくすることで一口量を減らせます．また送り込み障害がある患者さんでは口腔内で裏返して食塊を舌背に置くことができます．薄いものはスライス型ゼリーが作りやすくなります．
- 適度な重さがあり柄が長いものがよいです．柄が長いと介助がしやすく，また奥舌に食塊を置きやすくなります．

Kスプーン®：上記の条件をすべて満たすものとして作られたスプーンです（図2）．後述する食物を奥舌に入れる時，スライス型ゼリーの作成時，K-point刺激の際に重宝します．ちなみに「K」は考案者である言語聴覚士の小島千枝子先生に由来しています．

2) スプーンの入れ方と抜き方

カレーを食べるとき，どのように食べますか？ スプーンのどこまでが口に入っていますか？ 舌のどのあたりにスプーンがありますか？ 介助者のちょっとした気遣いが食べやすさにつながります．

入れ方と抜き方を工夫することで①唇を閉じさせて食塊を取り込みやすくします．②食物を舌背にきちんと置くことができます．③舌を口蓋に押

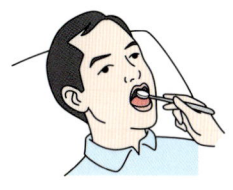

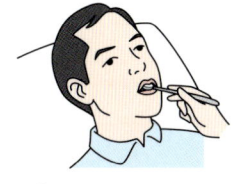

①舌背にスプーンを置き　②口唇が閉じてから　③スプーンを上方にむかって抜く

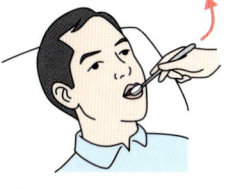

図3● スプーンでの摂取介助の仕方

し付けて，咽頭へ送り込みやすくなります．

方法（図3）：
①スプーンの先端を口へ向け，スプーンを舌背の中央部まで入れます．
②唇を閉じさせ，スプーンを舌で押してあげてもらい，口蓋に近づけます．
③スプーンの凹面を上唇の中央部に当てるようにしながら上に引き抜きます．

3）奥舌に食物を入れる方法

　高齢者，多発梗塞による偽性球麻痺の患者さん，舌癌術後の患者さんでは，口腔から咽頭へ食物の送り込みが障害されていることがあります．そのようなときには口腔の奥の方（奥舌）へ食物を入れてあげると食べやすくなることがあります．

方法：
スプーンで入れる場合（図4）
①ボウル部分が小さく，薄く，浅いスプーンを使います．（Kスプーン® など）．スプーンは水につけて食べ物が離れやすくなるようにします．
②臨床場面ではゼリーかミキサー食（とろみが濃すぎると舌にはりついて送り込みしにくいので濃さの調整が必要です）で行うことが多いです．ゼリーであればスライス型に切り取ります．舌に沿って重力で咽頭に流れ送り込みを助けるためです．
③奥舌に入れたあと，スプーンを裏返して舌上に食物を置きます．

その他の方法
①ミキサー食や水分であれば，水飲みを使って奥舌に入れることもできます．
②ドレッシング用のポリエチレン容器（100円ショップでも売っています）

奥舌に
入れやすい

スプーンを
ひっくり返しやすい

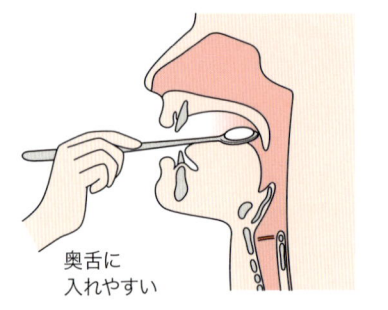

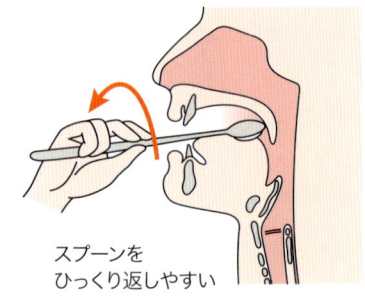

図4● スプーンで奥舌に入れる方法

にシリコンチューブゴム（斉藤工業製 らくらくゴックン®取り替え用ノズルゴム等）を付けて，ボトルを押し出しながら，奥舌に入れることもできます．

4）K-point刺激法[1]

口腔内にあるK-pointを刺激すると**開口，咀嚼様運動，嚥下反射が誘発される**ことがあります[1]．この現象は特に偽性球麻痺の患者さんで認めることが多いです．

このK-point刺激法は食物を口に入れても咀嚼や嚥下が起こらないときに有効なことがあります．あるいは口腔ケアや吸引をしたくても開口してくれないときに有効なことがありますので同法を試してください．

K-pointの位置（図5）：「臼後三角後縁のやや後方（上下の歯を噛み合わせたときの頂点の部分）の内側（隆起部を下りたあたりの部分＝臼後三角後方の高さで口蓋舌弓の外側と翼突下顎ヒダの中央に位置）」[1]

方法：

①頬の内側を歯列に沿わせて奥に指を入れます．臼歯の後方から口腔内に指を入れるとK-pointを触ることができ，開口が促されます．

②Kスプーン®を使うこともできます．柄の先端にK-pointを刺激するための端子がついています．Kスプーン®の柄の先端のカーブを歯列に沿わせて奥に入れます．奥の歯のない部分まできたら，柄の先端の細い部分を口腔内に入れると，端子がK-pointに触れ，開口が促されます．

③K-point刺激を終えると，患者さんによっては咀嚼様運動や嚥下反射が

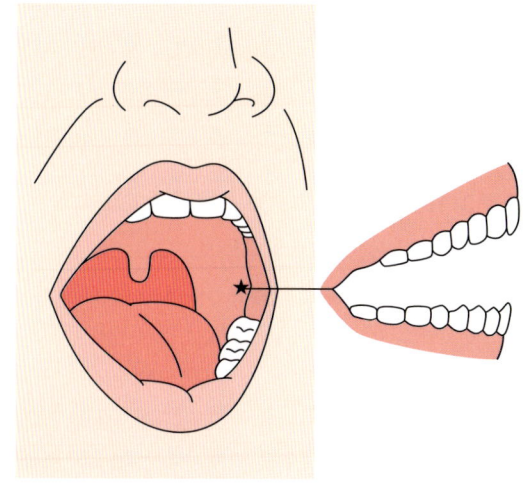

図5● K-pointの位置
（文献1より引用）

誘発されることがあります．なお，これらの反応は左右で違うことがありますので，両側を刺激してみてください．

2 食形態の工夫

1）段階的摂食訓練

　歩行訓練をするとき，まずは立位練習，平行棒歩行，歩行器歩行，杖歩行，手引き歩行など段階を経ていきます．摂食訓練も同じように食事に段階があります．いきなり常食を食べたら誤嚥してしまう患者さんも，嚥下しやすい形態から食べ始め，徐々に嚥下食の段階を上げていくことで，誤嚥を予防しながら訓練を進めることができます．

　嚥下しやすい食品とは，密度が均一で，適当な粘度があって口の中でばらけず，口腔や咽頭を通過するときに変形して通りやすく，べたつかずに舌や咽頭にはりつきにくいものです．この条件を満たした食品がゼリーなので，訓練開始はゼリーが選ばれ，訓練が進むとプリン・ムース・ヨーグルト・豆腐，ミキサー食・ペースト食，刻みとろみ食，軟らか食，常食と進める方法が一般的です．

当院では日本摂食嚥下リハビリテーション学会から発表されている「日本摂食嚥下リハビリテーション学会嚥下調整食分類2013」に基づいて嚥下調整食が作られています．嚥下機能評価に基づいて開始食を決め，段階的に食形態を上げて訓練をしています．詳しくは**第3章6**をご参照ください．

2) ゼラチンゼリーのメリットと寒天との違い

①ゼラチンゼリーのメリット

ゼラチンゼリーは前述の嚥下しやすい食べ物の条件を満たしています．

またゼラチンゼリーの溶解温度は20〜30℃のため，口に入れると溶け潤滑油のような役目を果たし，口腔や咽頭にはりつかずに飲みやすい食品です．咽頭に残留しても溶けるため，**窒息のリスクも避けられます**．また**はりつきにくいため交互嚥下に用いると咽頭の残留物をクリアするのに有効**です．

②寒天との違い

ゼリーと同じように思える寒天ですが，嚥下障害患者にとっては食べにくい食品です．蜜豆やあんみつに入っている寒天を思い出してください．噛むとシャクシャクとしてばらばらになりませんか？ 口腔内でばらけてしまい，まとまりにくいので，食塊形成が困難で，口腔や咽頭に残りやすくなります．また溶解温度も85℃以上と高いため，咽頭に残留した寒天は溶けずに残ってしまいます．

③ゼラチンゼリーの注意点

嚥下はしやすいゼラチンゼリーですが，溶解温度が低いため，夏場は溶けやすいです．また咀嚼時間が長くなかなか飲み込まない患者さんや，認知症等によって咀嚼や送り込みが始まらず口腔内に残ってしまう患者さんなど，**口腔処理に時間がかかる場合には，口の中で溶けてしまいます**．溶けたゼリーは水分となり誤嚥しやすくなります．注意が必要です．

3) スライス型ゼリー丸飲み法

ゼラチンゼリーは嚥下に適していますが，咀嚼するとバラバラになり，一部は溶けてしまうので誤嚥しやすくなります．少量を噛まないで嚥下すると誤嚥しにくいのですが，その際にはゼリーの形状に工夫が必要です．

図6のように薄く浅いスプーン（Kスプーン®等）を用いて，ゼリーを

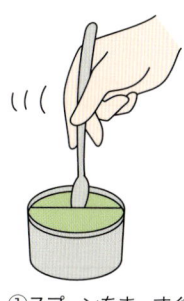

①スプーンをまっすぐ縦にさし，横半分に切る

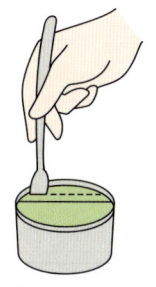

②スプーンを5mmほどずらし，まっすぐ縦にさす

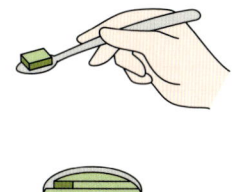

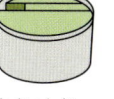

③すくいとり，スライス型に切り出す

図6● スライス型ゼリーの作り方

5mm弱に切り出します．切り出されたスライス型ゼリーはその形状から**梨状窩にうまくとどまることができます**．山型ゼリーでは梨状窩にとどまれずに誤嚥してしまうときでも，スライス型ゼリーだと上手に飲めることがあります（図7）．

4）水にはなぜとろみを付けるのか

なぜ水はむせやすいのでしょう？　水の入ったコップを傾けてください．サーッと速く勢いよく水が流れ出てきます．同じように咽頭にも速いスピードで入っていきます．水はさらっとして変形しやすいので，喉頭蓋が反転して気管に蓋をしても，わずかな隙間からスッと気管に入りやすい性質があります．

水にとろみを付けると，粘性がアップし，**まとまりやすくなり**，気管に入りにくくなります．また**咽頭流入のスピードも遅くなる**ため，喉頭閉鎖のタイミングともずれにくくなります．そのためとろみを付けると誤嚥しにくくなります．水でむせていたら，とろみを付けてみてください．

5）ミキサー食のメリット

ゼリー食が食べられるようになったら，次はミキサー食へ食形態のアップを図ります．ミキサー食はゼリー食よりも口腔や咽頭に付着しやすくなりますが，やはり咀嚼を必要としないので誤嚥しにくい形態です．

咀嚼をしないで嚥下することは窒息や誤嚥につながりますが，逆に咀嚼中は誤嚥しやすいことをご存じでしょうか．食物の口腔内保持が障害され

A）スライスゼリー　　　　　　B）山型ゼリー

フィット　　　　　　　　　　　誤嚥しやすい

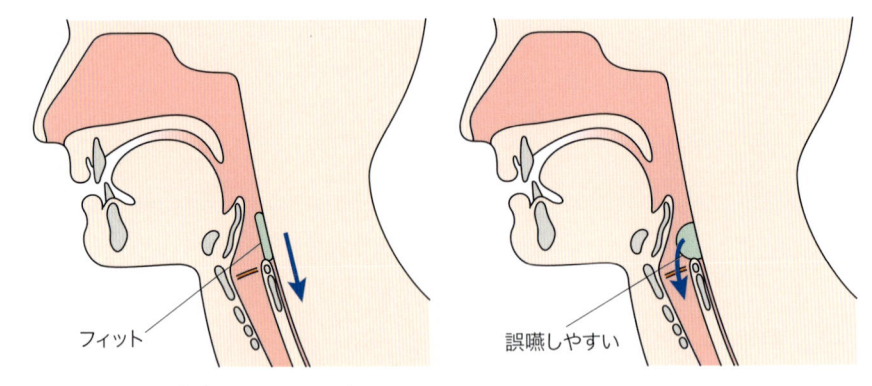

図7 ● スライス型ゼリーのメリット

ている患者さんでは咀嚼中に食物が咽頭へ流入することがあります（**早期咽頭流入**）．咀嚼中は原則的に嚥下反射が抑制されるので，早期咽頭流入した食物を誤嚥することがあるのです．

咀嚼を必要としないミキサー食は，このような点から嚥下には有利だということをおわかりいただけたでしょうか．ただ歯がない，義歯が合わない（口腔準備期や口腔期の障害された）という患者さんだけでなく，咽頭期嚥下の障害がある患者さんにもミキサー食を活用してください．

◆ 文献

1) Kojima C, et al：Jaw opening and swallow triggering method for bilateral-brain-damaged patients: K-point stimulation. Dysphagia, 17：273-277, 2002
2) 才藤栄一：摂食・嚥下障害のリハビリテーション．臨床神経，48：875-879, 2008
3) 「嚥下障害ポケットマニュアル 第3版」（聖隷嚥下チーム/執筆），医歯薬出版，2011
4) 日本摂食嚥下リハビリテーション学会医療検討委員会：訓練法のまとめ（2014版），日摂食嚥下リハ会誌，18：55-89, 2014
5) 「口腔・中咽頭がんのリハビリテーション　構音障害，摂食・嚥下障害」（溝尻源太郎，他/編著），医歯薬出版，2001
6) 「Q&Aと症例でわかる！摂食・嚥下障害ケア」（藤島一郎，他/編），羊土社，2013
7) 日本摂食嚥下リハビリテーション学会医療検討委員会嚥下調整食特別委員会：日本摂食嚥下リハビリテーション学会嚥下調整食分類2013．日摂食嚥下リハ会誌，17：255-267, 2013
8) 日本摂食嚥下リハビリテーション学会　ホームページ：http://www.jsdr.or.jp/

〈若井真紀子〉

第3章 嚥下障害の治療

6 嚥下調整食を理解しよう

> **Point**
> - 嚥下障害例ではそのレベルに合わせて嚥下調整食を提供する
> - 嚥下しやすい状態からはじめて問題がないかステップアップしていく（嚥下コードピラミッド）
> - 嚥下コードピラミッドに基づいて日本摂食・嚥下リハビリテーション学会嚥下調整食分類2013が策定されている

1 嚥下調整食分類2013を理解しよう

1) 食事分類と嚥下コードピラミッド

①嚥下調整食分類2013がなぜ策定されたか

2013年に日本摂食嚥下リハビリテーション学会より嚥下調整食分類2013（学会分類2013）が策定されました[1]．従来までは全国的に統一された嚥下調整食の段階が存在しなかったため，施設や地域によって多くの名称や段階が混在していました．施設連携が進んでいる現在，このような情報の齟齬が治療上の不利益となっています．そこで，**施設間の連携を円滑にするための嚥下調整食の分類統一を促すため**策定されました．

②嚥下調整食の変遷

今までの嚥下調整食に関する区分にはさまざまなものがありました．特に聖隷三方原病院（当時）の金谷節子先生が1994年に提唱した「嚥下調整食の5段階分類」を嚥下調整食の基本的な食事基準とし，その後発展形として2004年に「嚥下食ピラミッド」が提唱されています[2,3]．これは嚥下しやすい形からスタートして，摂食可能なら徐々に形態をステップアップしていく，いわば**段階的摂食訓練**というものです．しかし，それ以外でも1994年に厚生省（現 厚生労働省）が表示基準を設けた特別用途食品制度

特別用途食品
許可マーク

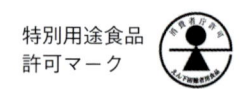

規格	許可基準Ⅰ	許可基準Ⅱ	許可基準Ⅲ
硬さ（一定速度で圧縮したときの抵抗）（N/m²）	$2.5 \times 10^3 \sim 1 \times 10^4$	$1 \times 10^3 \sim 1.5 \times 10^4$	$0.3 \times 10^3 \sim 2 \times 10^4$
付着性（J/m³）	0.4×10^3 以下	3×10^3 以下	1.5×10^3 以下
凝集性	$0.2 \sim 0.6$	$0.2 \sim 0.9$	
参考	均質なもの（例えば，ゼリー状の食品）	均質なもの（例えば，ゼリー状またはムース状などの食品）	不均質なものも含む（例えば，まとまりのよいおかゆ，やわらかいペースト状またはゼリー寄せ等の食品）

表1 ● えん下困難者用食品許可基準による区分

UDFマーク　　　　UDFマークの区分表示例

区分	区分1 容易にかめる	区分2 歯ぐきでつぶせる	区分3 舌でつぶせる	区分4 かまなくてよい
かむ力の目安	かたいものや大きいものはやや食べづらい	かたいものや大きいものは食べづらい	細かくてやわらかければ食べられる	固形物は小さくても食べづらい
飲み込む力の目安	普通に飲み込める	ものによっては飲み込みづらいことがある	水やお茶が飲み込みづらいときがある	水やお茶が飲み込みづらい

表2 ● UDFによる区分

に，高齢者用食品（2009年に制度が変更され現在は「**えん下困難者用食品**」となっています）が規格されています（**表1**）．この「えん下困難者用食品」は厚生労働省ではなく，消費者庁のホームページで検索が可能です[4]．また，2003年に日本介護食品協議会が自主規格として**ユニバーサルデザインフード（UDF）**を策定しています（**表2**）[5]．それ以外にも，摂食回復支援食として個別にメーカーから高齢者ソフト食なども規格されています．

今回策定された学会分類2013（食事）ではこれらの他の分類にも対応しています（表3，p.104〜105）．

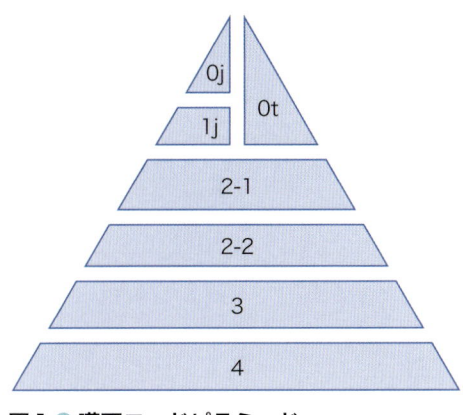

図1 ● 嚥下コードピラミッド
（文献1より引用）

③学会分類2013（食事）のポイント

「学会分類2013（食事）」（表3）では食形態を表す段階をコード0，コード1，コード2，コード3，コード4の5段階にて示し，食べやすい順に大まかに並んでいます（図1）（コードの各段階は後述）．

しかし，そのコード番号の順序は嚥下障害の症例にすべて当てはまるわけではありませんので注意してください．これは，今まではゼリーがとにかくよいとされていましたが，症例によっては咀嚼して破片を誤嚥する，あるいは丸飲みしてそのまま誤嚥することがあります．そのためにコード0では，ゼリー状の0jと，とろみ状の0tが併記されています．

コード3から咀嚼が必要となります．よってコード2からコード3へステップアップするときは少し注意が必要です．

2) 学会分類2013（とろみ）

嚥下困難者では水分に対する配慮も重要なため，食事とは別にとろみの段階についても策定されています．今までの嚥下調整食におけるとろみの概念は，状態を示す「ポタージュ状」「ハチミツ状」「カスタード状」などの表記であり，主観的な情報によるものがほとんどでした．「ハチミツ状」と言われてそれを聞いた全員が同じとろみの状態を想像し，作製できるでしょうか．今回策定されたとろみの分類を表4に示します．段階1の「薄いとろみ」，段階2の「中間とろみ」，段階3の「濃いとろみ」の3段階に策定され

表3 ● 学会分類2013(食事)早見表 (文献1より引用)

コード [I-8項]	名称	形態	目的・特色	主食の例	必要な咀嚼能力 [I-10項]	他の分類との対応 [I-7項]
0j	嚥下訓練食品0j	均質で、付着性・凝集性・かたさに配慮したゼリー 離水が少なく、スライス状にすくうことが可能なもの	重度の症例に対する評価・訓練用 少量をすくってそのまま丸呑み可能 残留した場合にも吸引が容易 たんぱく質含有量が少ない		(若干の送り込み能力)	嚥下食ピラミッドL0 えん下困難者用食品許可基準Ⅰ
0t	嚥下訓練食品0t	均質で、付着性・凝集性・かたさに配慮したとろみ水 (原則的には、中間のとろみあるいは濃いとろみ*のどちらかが適している)	重度の症例に対する評価・訓練用 少量ずつ飲むことを想定 ゼリー丸呑みで誤嚥したりゼリーが口中で溶けてしまう場合 たんぱく質含有量が少ない		(若干の送り込み能力)	嚥下食ピラミッドL3の一部 (とろみ水)
1j	嚥下調整食1j	均質で、付着性、凝集性、かたさ、離水に配慮したゼリー・プリン・ムース状のもの	口腔外で既に適切な食塊状となっている(少量をすくってそのまま丸呑み可能) 送り込む際に多少意識して口蓋に舌を押しつける必要がある 0jに比し表面のざらつきあり	おもゆゼリー、ミキサー粥のゼリーなど	(若干の食塊保持と送り込み能力)	嚥下食ピラミッドL1・L2 えん下困難者用食品許可基準Ⅱ UDF区分4(ゼリー状) (UDF：ユニバーサルデザインフード)
2-1	嚥下調整食2-1	ピューレ・ペースト・ミキサー食など、均質でなめらかで、べたつかず、まとまりやすいもの スプーンですくって食べることが可能なもの	口腔内の簡単な操作で食塊状となるもの(咽頭では残留、誤嚥をしにくいように配慮したもの)	粒がなく、付着性の低いペースト状のおもゆや粥	(下顎と舌の運動による食塊形成能力および食塊保持能力)	嚥下食ピラミッドL3 えん下困難者用食品許可基準Ⅱ・Ⅲ UDF区分4

2	嚥下調整食 2-2	ピューレ・ペースト・ミキサー食などで、べたつかず、まとまりやすいもので不均質なものも含むスプーンですくって食べることが可能なもの	口腔内の簡単な操作で食塊状となるもの（咽頭では残留、誤嚥をしにくいように配慮したもの）	やや不均質（粒がある）でもやわらかく、離水もなく付着性も低い粥類	嚥下食ピラミッド L3 えん下困難者用食品許可基準Ⅱ・Ⅲ UDF区分4
3	嚥下調整食 3	形はあるが、押しつぶしが容易、食塊形成や移送が容易、咽頭でばらけず嚥下しやすいように配慮されたもの多量の離水がない	舌と口蓋間で押しつぶしが可能なもの 押しつぶしや送り込みの口腔操作を要し（あるいはそれらの機能を賦活し）、かつ誤嚥のリスク軽減に配慮がなされているもの	離水に配慮した粥など	嚥下食ピラミッド L4 高齢者ソフト食 UDF区分3
4	嚥下調整食 4	かたさ・ばらけやすさ・貼りつきやすさなどのないもの箸やスプーンで切れるやわらかさ	誤嚥と窒息のリスクを配慮して素材と調理方法を選んだもの 歯がなくても対応可能だが、上下の歯槽堤間の押しつぶしやすりつぶすことが必要で舌と口蓋間で押しつぶすことは困難	軟飯・全粥など	上下の歯槽堤間の押しつぶし能力以上	嚥下食ピラミッド L4 高齢者ソフト食 UDF区分2およびUDF区分1の一部

学会分類2013は、概説・総論、学会分類2013（食事）、学会分類2013（とろみ）から成り、それぞれの分類には早見表を作成した。
本表は学会分類2013（食事）の早見表である。本表を使用するにあたっては必ず「嚥下調整食学会分類2013」の本文を熟読されたい。
なお、本表中の［ ］表示は、本文中の該当箇所を指す。
＊上記0tの「中間のとろみ・濃いとろみ」については、学会分類2013（とろみ）を参照されたい。本表に該当する食事において、汁物を含む水分には原則とろみを付ける。［I-9項］
ただし、個別に水分の嚥下評価を行ってとろみ付けが不要と判断された場合には、その原則は解除できる。他の分類との対応については、学会分類2013との整合性や相互の対応が完全に一致するわけではない。［I-7項］

表4 ● 学会分類2013（とろみ）早見表 （文献1より引用）

	段階1 薄いとろみ [Ⅲ-3項]	段階2 中間のとろみ [Ⅲ-2項]	段階3 濃いとろみ [Ⅲ-4項]
英語表記	Mildlythick	Moderatelythick	Extremelythick
性状の説明 (飲んだとき)	「drink」するという表現が適切なとろみの程度 口に入れると口腔内に広がる液体の種類・味や温度によっては、とろみが付いていることがあまり気にならない場合もある 飲み込む際に大きな力を要しない ストローで容易に吸うことができる	明らかにとろみがあることを感じがあり、かつ、「drink」するという表現が適切なとろみの程度 口腔内での動態はゆっくりですぐには広がらない 舌の上でまとめやすい ストローで吸うのは抵抗がある	明らかにとろみが付いていて、まとまりがよい 送り込むのに力が必要スプーンで「eat」するという表現が適切なとろみの程度 ストローで吸うことは困難
性状の説明 (見たとき)	スプーンを傾けるとすっと流れ落ちる フォークの歯の間から素早く流れ落ちる カップを傾け、流れ出た後には、うっすらと跡が残る程度の付着	スプーンを傾けるととろとろと流れる フォークの歯の間からゆっくりと流れ落ちる カップを傾け、流れ出た後には、全体にコーティングしたように付着	スプーンを傾けても、形状がある程度保たれ、流れにくい フォークの歯の間から流れ出ない カップを傾けても流れ出ない（ゆっくりと塊となって落ちる）
粘度 (mPa·s) [Ⅲ-5項]	50-150	150-300	300-500
LST値 (mm) [Ⅲ-6項]	36-43	32-36	30-32

学会分類2013は、概説・総論、学会分類2013（とろみ）、学会分類2013（食事）から成り、それぞれの分類には早見表を作成した。
本表は学会分類2013（とろみ）の早見表である。本表を使用するにあたっては必ず「嚥下調整食学会分類2013」の本文を熟読されたい。
なお、本表中の [ ] 表示は、本文中の該当箇所を指す。
粘度：コーンプレート型回転粘度計を用い、測定温度20℃、ずり速度50 s⁻¹における1分後の粘度測定結果 [Ⅲ-5項]。
LST値：ラインスプレッドテスト用プラスチック測定板を用いて内径30 mmの金属製リングに試料を20 mL注入し、30秒後にリングを持ち上げ、30秒後に試料の広がり距離を6点測定し、その平均値をLST値とする [Ⅲ-6項]。

注1．LST値と粘度は完全には相関しない。そのため、特に境界値付近においては注意が必要である。
注2．ニュートン流体ではLST値が高く出る傾向があるため注意が必要である。

ています．それぞれの段階に客観性をもたせるために物性の測定値も表記されるようになりました．

一般的に濃いとろみの方が安全なことが多いですが，付着性が増すことで逆に悪影響を与えることもあります．適宜評価して，段階を設定することをお勧めします．

3）付着性・凝集性・粘性・均質性

学会分類2013に登場する嚥下調整食を規定する用語に「付着性」「凝集性」「粘性」「均質性」が出てきます．これらの違いがわかりますか．付着性，凝集性，粘度，この3つはパッと見た感じでは同じようなことを言っているようですが，意味合いは違います．

①付着性

「付着性」とは食べ物が口腔内などに必要以上にベタつく度合いをいいます．ベタつきが大きい（付着性が高い）と喉の奥や口の中に食べ物がはりつき，後に唾液に溶け出して誤嚥する可能性が高まってしまいます．

②凝集性

「凝集性」とは食べ物が舌圧で押しつぶされた後に，食品同士が結着しあい，塊として食塊を形成する能力のことをいいます．水などのしゃばしゃばした（凝集性が低い）ものは塊を作りにくく，気管へ飛び込みやすくなります．

③粘性

「粘性」とは主に液体の流れにくさのことです．粘性が低いと流れる速度が早くなり液体が喉頭内へ勢いよく入っていってしまいます．付着性はベタつきやすさ，凝集性はかたまりやすさ，粘性は流れにくさと考えましょう．

④均質性

「均質」「不均質」ですが，これは混ぜあわせた後に粒が残っていないか，残っているかの違いになります．簡単には何も入っていないゼリーは均質で，果肉が入っているゼリーは不均質ということになります．

2 嚥下コードピラミッド各段階

1）コード0j（嚥下訓練食品0j）

①食形態

　　形態として均質で，付着性が低く，凝集性が高く，硬さがやわらかく，離水が少ない**ゼリー状のもの**になります．主に訓練食や検査食としての位置づけであるため安定した物性が必要であり，また誤嚥した際の感染を考慮し，たんぱく質量が少ないものを選ぶ必要があります．ゼリーを作製するとき用いる**ゼラチンの特性として，適度な凝集性と粘性があり塊として食べやすい**ことがあげられます．しかし，ゼラチンで作製したゼリーは**溶解温度が低い**ため口腔内に長く留まっていると，溶けて誤嚥する危険があるため注意が必要です．

②対応する食事

　　ここでは訓練食として安定した物性を手に入れるため，市販されているものを使用しましょう．えん下困難者用食品許可基準Ⅰや，嚥下食ピラミッドによるレベル別市販食品でL0に該当するものを基本として使いましょう．

2）コード0t（嚥下訓練食品0t）

①食形態

　　形態として均質で，付着性が低く，凝集性が高く，粘度が適切なとろみ状のもので，これも主に訓練食としての位置づけです．

②対応する食事

　　たんぱく含有量の少ないお茶や果汁などに市販のとろみ調整剤を使用しとろみをつけて使います．**とろみの濃度は段階2の中間とろみか段階3の濃いとろみ**が適しています．病状に合わせて使用しましょう．

3）コード1j（嚥下調整食1j）

①食形態

　　このコードから食事の形態を想定し，名称も嚥下調整食となっています．スプーンですくった時点で適切な食塊状となっており，均質でなめらかで，離水が少ない**ゼリー・プリン・ムース状の食品**がこのコードの位置づけです．

②対応する食事
主食：おもゆやおかゆをミキサーにかけ物性や離水に配慮して作ったゼリーなどです．

物性や離水に配慮とはどういう食べ物を示しているのでしょうか．これは，市販されているおかゆ専用のゼリー化剤などを使用し固形化させたものを指します．当院ではおかゆ専用のゼリー化剤としてソフティアU®を使用して物性および離水に配慮したおかゆゼリーを作製しています．なぜ物性や離水に配慮しないといけないのでしょうか．これはおかゆなどのでんぷん質の多いものは，唾液のアミラーゼによりでんぷん質が分解され離水が起こるためです．この離水した水分が誤嚥などに繋がるため，おかゆ専用のゼリー化剤を使い離水に配慮することが重要になります．また，このようなゼリー化剤等は温度によって物性が変わります．ソフティアU®等は温度によって物性が変わるため，冷やして提供することで1jとして適正な物性を保つことができます．

おかず：市販されているものでは特別用途食品えん下困難者用食品許可基準Ⅱや嚥下食ピラミッドによるレベル別市販食品L1, L2を使用しましょう．レベル別食品の例としては卵豆腐やハードタイプヨーグルトなどがあります．

4) コード2（嚥下調整食2, 図2）

①食形態

コード2の形態としてはスプーンですくうことができ，口腔内の簡単な操作により適切な食塊にまとめられるもので，送り込む際に多少意識して口蓋に舌を押しつける必要があるものになります．**いわゆるミキサー食に相当し，コード1よりさらに通常の食事内容に近づいた内容になります．**

②対応する食事

通常の食事に近づけるため主食と主菜を揃えることを考えていきます．

主食：主食としてここでは付着性の低いミキサーにかけたおかゆが適しています．この付着性の低いミキサー粥はコード1でも使用したおかゆ専用のゼリー化剤を使用し提供しましょう．

おかゆを単にミキサーにかけると，糊状となり，時間とともに付着性が増します．この付着性はおかゆのでんぷんによるものです．そのため，

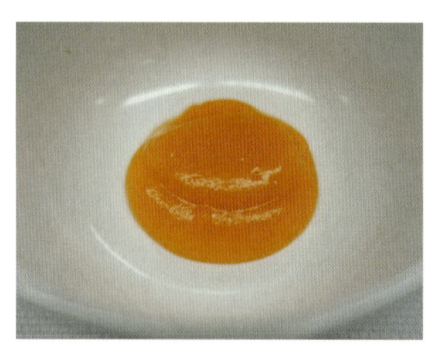

図2● コード2（嚥下調整食2）
人参をミキサーにかけたもの

　デンプン分解酵素（α-アミラーゼ）をおかゆに作用させ，おかゆのでんぷんを分解してから，ミキサーにかけると付着性が高くなりません．ただし，酵素を作用させてでんぷんを分解し，ミキサーにかけるだけではサラサラの液状になってしまいます．そこで，ソフティアU®のようなゼリー化剤を用いて，適切な状態に調整する必要があります．コード1で使用する用途とは意味合いが少々変わりますので注意しましょう．
　また，このような製品を使用すると，でんぷんを分解するためお米本来の甘さが強くなります．主食が甘いご飯になってしまうことを好まない方では，ねり梅を添加して摂取できるよう提供しましょう．

おかず：主菜としてはミキサー食，ピューレ食，ペースト食と呼ばれているものを提供しましょう．しかし，一般の食品をただ単にミキサーなどにかけたものは，食材のたんぱく質量等によって物性が大きく変わってしまいます．そのため市販されているとろみ調整剤などを使用し物性に配慮することが重要になります．とろみの濃度は段階2の中間のとろみか段階3の濃いとろみが適しています．

③コード2-1と2-2の違い

　コード2には2-1と2-2の2段階が設定されていますが，2つの違いはミキサーにかけたものが滑らかで均質になっているのか，粒が残っており不均質な状態なのかの違いになります．その違いが影響することもあるため注意してください．

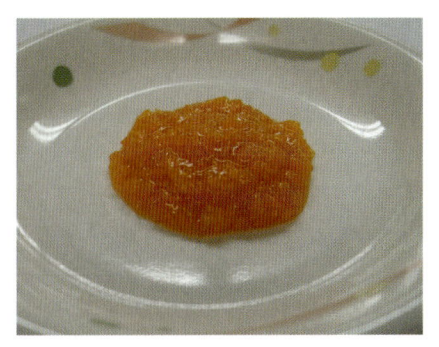

図3● コード3（嚥下調整食3）
やわらかく煮た人参をみじん切りにして，とろみの付いた水で和えたもの

5) コード3（嚥下調整食3，図3）

①食形態

　　食品の形はあるが，歯や入れ歯がなくても歯茎や舌と口蓋間で押しつぶしが可能で，食塊形成が容易にできる形態になります．また，口腔内で送り込みや咀嚼した場合に多量の離水をしない必要性があり，一定の凝集性をもってばらけずに咽頭通過できる必要があります．これは**いわゆるソフト食またはやわらか食**といわれるものが相当します．

②対応する食事

　　コード2では肉はミキサーにかける必要がありますが，コード3ではミンチしてあるひき肉を再形成して作ってあるハンバーグをやわらかく煮たものなども選択の1つとなります．また市販されているものでは，UDF区分3である「やわらかあいディッシュ®」や"舌でくずせる軟らかさ"と表記されている「あいーと®」なども使用に適しています．

主食：主食に関してはコード3でも離水に配慮したおかゆが好ましいため，おかゆ専用のゼリー化剤を使用し調整する必要があります．

おかず：一般的な食品は細かく刻んだ食品をやわらかく調理し，安定した凝集性を保つためにとろみ水で和えた形態が適しています．コード3では食品を咀嚼し押しつぶす能力も必要とされることから，咀嚼中に形態が大きく変化するものや，離水の激しいものは適していません．そのなかでも特に高野豆腐は，離水が多く危険です．

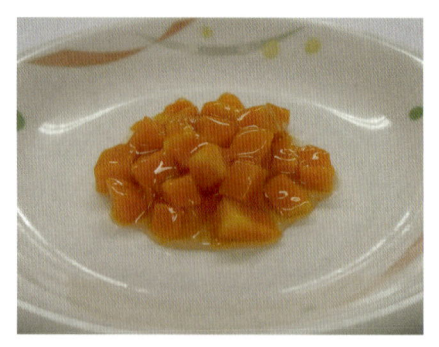

図4● コード4（嚥下調整食4）
やわらかく煮た人参を1cm角以下で粗みじん切りにして，とろみの付いた水で和えたもの

6）コード4（嚥下調整食4，図4）

①食形態

　　硬くなく，ばらけにくく，口腔内にはりつきにくいもので，主として**箸やスプーンで切れるやわらかさをもつ食形態**になります．また咀嚼に関する能力のうち歯や入れ歯がなくても，上下の歯茎で押しつぶせる能力以上は必要になます．したがって，舌と口蓋間での押しつぶしだけでは咀嚼が困難な形態がコード4になります．

②対応する食事

　　軟菜食，移行食と呼ばれるようなものがコード4に含まれます．
主食：主食の例としては，全粥や軟飯などになります．
おかず：主菜としては，素材に配慮された和洋中の煮込み料理や卵料理など，一般食でも提供できる料理もありますが，硬さやばらけやすさに配慮することも必要です．そのため食品は1cm角以下程度に刻んだ食品をやわらかく調理したものが適していますが，コード3のように安定した凝集性を保つために，中間のとろみで和えたものがさらに好ましいでしょう．コード4でも食品を咀嚼し押しつぶす能力も必要とされることから，コード3と同様に咀嚼中に形態が大きく変化するものや，離水の激しいものは適していません．
　　市販のものではコード3で使用できるものは問題なく使用でき，さらにUDF区分2の製品も使えます．

◆ 文献

1) 医療検討委員会 嚥下調整食特別委員会：日本摂食嚥下リハビリテーションビリテーション学会嚥下調整食分類2013. 日摂食嚥下リハ会誌, 17：255-267, 2013
2) 金谷節子：摂食嚥下障害にたいする栄養調理の対応. 平成7-9年度厚生省健康政策調査研究事業分担研究報告書, 個人の摂食能力に応じた味わいのある食事内容・指導に関する研究, 62-89, 1998
3) 坂井真奈美, 他：臨床的成果のある段階的嚥下調整食に関する食品物性比較. 日摂食嚥下リハ会誌, 10：239-248, 2006
4) 健康や栄養に関する表示の制度について. 消費者庁ホームページ：http://www.caa.go.jp/foods/index4.html（2015年7月17日閲覧）
5) ユニバーサルデザインフード. 日本介護食品協議会ホームページ：http://www.udf.jp/index.html（2015年7月17日閲覧）
6) 「嚥下調整食ピラミッドによるレベル別市販食品250」（金谷節子, 他/著, 栢下 淳/編）, 医歯薬出版, 2008

〈友野義晴〉

Dr.谷口の ワンポイントアドバイス

嚥下調整食分類2013は優れた試みですが，すべての病院で導入されているわけではありません．自分の病院の嚥下調整食がどうなっているかをご確認ください．

第3章　嚥下障害の治療

7 手術やその他の治療も知っておこう

Point
- 嚥下障害の手術には嚥下機能改善手術と誤嚥防止手術がある
- 嚥下機能改善手術として輪状咽頭筋切除術，喉頭挙上術があり，しばしば両者は併用される
- 誤嚥防止手術には喉頭摘出術，喉頭気管分離術，喉頭閉鎖術などがあるが，いずれも気管切開が必要で発声機能を喪失する
- バルーン訓練法は食道入口部の開大不全に有効なことがある

　嚥下障害の治療の主体は嚥下リハビリテーションであり，外科的治療の適応はごく一部です．また，手術の可能な施設も限られます．この本の読者が，嚥下障害の手術をしたり，手術適応を決めたりすることはまずないと思います．ただ，このような手術の存在を知っておくことは重要です．

　聖隷三方原病院で嚥下障害の勉強をしていたときに，ワレンベルグ（Wallenberg）症候群による重度の嚥下障害例が紹介されてきました．神経内科の主治医に胃瘻（PEG）しかないと言われたそうです．結局，その患者さんは輪状咽頭筋切断術と喉頭挙上術により常食を摂取可能になりました．ただ，私はその神経内科医を責める気にはなれませんでした．なぜなら私も数カ月前まで嚥下機能改善手術のことを知らず，患者さんに同じように説明していたからです．

　このように治療に難渋したときに，**他施設へ手術を含めて相談する選択肢があること**を忘れないでください．これは嚥下障害以外の疾患や障害にも当てはまることです．

　以下に嚥下機能改善手術と誤嚥防止手術について簡単に説明しますが，詳細は他書や専門誌を参照にしてください．日本嚥下医学会の学会誌である「嚥下医学」には私の術式という企画[1〜4]があり，それぞれの手術の詳

甲状咽頭筋
切除部
輪状咽頭筋
食道筋

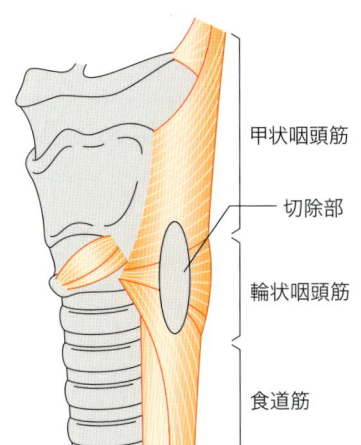

図1● 輪状咽頭筋切除術の模式図
甲状咽頭筋および食道筋の一部を含めて，側方で筋を短冊状に切除する
（文献1より改変して転載）

細が記載されています．手術の動画もインターネットで見られますので，興味をもたれた方はご購読ください．

1 嚥下機能改善手術

嚥下の際には輪状咽頭筋が弛緩し，喉頭が前上方に移動することで，食道入口部が開大します．嚥下障害例ではこれらの動きを手術で改善させることで，食べられるようになることがあります．

1）輪状咽頭筋切除（切断）術（図1）

食道入口部にある輪状咽頭筋を切除（切断）することで食道入口部の開大を改善させる手術です．通常は頸部の皮膚を切開して行いますが，最近では内視鏡下で経口的に行う施設も出てきています．

筋炎や放射線照射後で輪状咽頭筋の瘢痕収縮が想定される例がよい適応です．あるいはワレンベルグ症候群で**嚥下のcentral pattern generator（CPG）が障害され，輪状咽頭筋の弛緩が起こらないときにも適応となり**ます．ただ，ワレンベルグ症候群では喉頭挙上不全や咽頭収縮不全もあり，喉頭挙上術も併用されることがほとんどです．

もう少し詳しく説明しますと，食道入口部の開大には，「平常時は収縮している輪状咽頭筋の弛緩」「喉頭の前上方への挙上による受動的開大」「食塊による受動的伸展」の3つの機序がかかわっています[5]．よって輪状咽

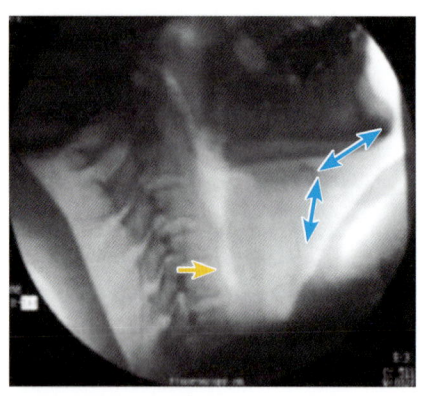

図2● 輪状咽頭筋切除術＋喉頭挙上術を施行後の症例のVF

輪状咽頭筋切除術と喉頭挙上術を施行したワレンベルグ症候群の症例．下顎骨と舌骨，舌骨と甲状軟骨を縫縮しているので（⬌），下顎を前方へ突き出すと食道入口部が開大する（→）

頭筋切除術だけ施行しても，喉頭挙上不全や咽頭収縮不全も存在すると，食道入口部は開大しえないことがあるのです．

　合併症としては周術期の穿孔，出血，感染等に加えて**嘔吐（胃食道逆流），咽喉頭逆流**があります．特に下部食道括約筋の機能低下例では注意が必要です．

2）喉頭挙上術

　喉頭挙上が不良な場合やタイミングが遅れる症例では喉頭挙上術が行われます．下顎骨–舌骨–甲状軟骨，下顎骨–甲状軟骨，あるいは舌骨–甲状軟骨をテフロンテープなどで縫縮する方法があります．

　喉頭挙上術は嚥下時の喉頭が挙上した状態を作成する目的で行われますが，本邦では輪状咽頭筋切除術と組み合わせて**随意的食道入口部開大術**[6]として行われることがあります．輪状咽頭筋を切除し，下顎骨–舌骨–甲状軟骨を縫縮します．この状態で顎を突き出すと，食道入口部が受動的に開くのです！（図2）．

　喉頭挙上術の問題点は食事に有利になる代わりに，呼吸には不利になることです．つまり**気管切開が必要となります**．くり返す肺炎ですでに気管切開が施行されている例が多いですが，気管切開がされていない例では適

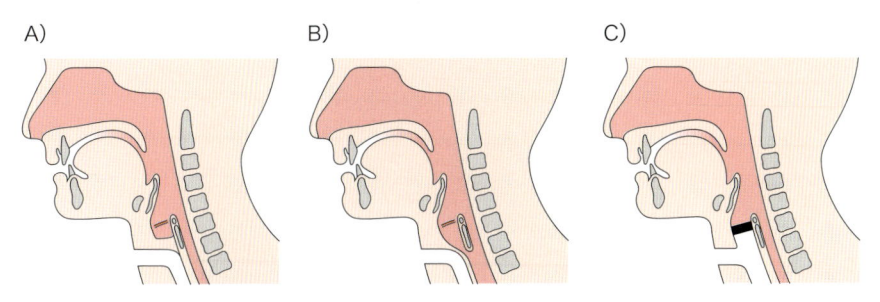

図3 ● 誤嚥防止手術の模式図
A) 喉頭気管分離術：喉頭は気管から分離されて盲端となる
B) 気管食道吻合術：気管を切断し，下方は皮膚と吻合して永久気管孔とし，上方は食道と吻合する
C) 喉頭閉鎖術：気管孔を設置し，声門のあたりで気道を閉鎖する

応を見きわめて，慎重にお話ししなければなりません（術後，長期にわたって安定していれば気管孔を閉じることもありますが，全例ではありません）．

重度の嚥下障害でも随意的食道入口部開大術により食べられることはあります．ただ，その際に大事なことはしっかり座位が取れること，顎を突き出してタイミングを計って嚥下する練習を受けるだけの認知機能がしっかりしていることです．これらの点から**ワレンベルグ症候群がよい適応**といえるでしょう．

2 誤嚥防止手術

誤嚥防止手術はその名の通り，誤嚥を防ぐ手術です．誤嚥を防ぐことは嚥下を可能にすることにもつながります．しかし，この手術の適応となるような重度の嚥下障害の患者さんでは，舌や咽頭の動きが悪いので，唾液の誤嚥を防ぐに止まり，経口摂取につながらないことが多いです．手術の説明の際は，経口摂取を目指すことが一番の目的ではないとしておくべきでしょう．そう，**誤嚥防止手術の目的は唾液誤嚥による肺炎を予防し，頻回の吸引による患者さんと介護者のストレスや負担を軽減することなのです**．

誤嚥防止手術には**喉頭気管分離術，気管食道吻合術，喉頭閉鎖術，喉頭摘出術**などがあります（図3）．なかでも喉頭閉鎖術は施設にもよりますが，局所麻酔下で行えるので全身状態の悪い患者さんにも施行できる可能性があります．それぞれの手術の詳細は述べませんが，いずれも**気管切開が必要なことと肉声を失うこと**を覚えておいてください．

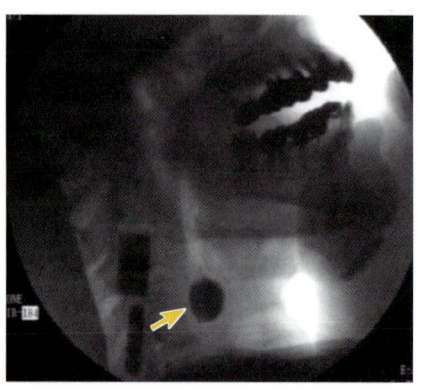

図4● VF下でのバルーン訓練法
口から挿入した膀胱留置バルーンカテーテルを膨らませて，食道入口部まで引き抜いてきたところ．普段の訓練時は空気で膨らませているが，VF時にはバルーンの位置が確認しやすいように造影剤を注入している（→）．

３ バルーン訓練法

　皆さんに知っておいていただきたい手術以外の方法の1つに**バルーン訓練法**があります[7]．食道癌の術後瘢痕や放射線照射後の狭窄に対してブジーやバルーンで拡張する治療は以前からあります．これを食道入口部の開大が悪い嚥下障害例に応用したのがバルーン訓練法です．

　具体的には膀胱留置バルーンカテーテルを口から挿入して，食道入口部より下方まで送り込みます．発声してカテーテルが気管に迷入していないことを確認してから，バルーンを4〜6 mL膨らませて引き抜きます（図4）．バルーンを膨らませる際は，バルーンが割れたときを想定して空気を用いるのがコツです．

　しばらく食事をしていなくて食道入口部のコンプライアンスが低下している例，筋炎での入口部の瘢痕収縮，ワレンベルグ症候群における食道入口部開大不全などがよい適応になります．

　非常に優れた訓練方法ですが，迷走神経反射，嘔吐，粘膜損傷につながる可能性があります（実際にはきちんと方法を守ればこれらの合併症はほとんどありません）．よって**同法は熟練した経験者のもとで導入**するようにしてください．

◆ 文献

1) 梅﨑俊郎，他：嚥下手術．私の術式．輪状咽頭筋切断術．嚥下医学，1：10-16, 2012
2) 梅﨑俊郎，他：嚥下手術．私の術式．喉頭挙上術．嚥下医学，1：306-311, 2012
3) 梅﨑俊郎，他：嚥下手術．私の術式．喉頭気管分離術．嚥下医学，2：20-28, 2013
4) 梅﨑俊郎，他：嚥下手術．私の術式．喉頭閉鎖術．嚥下医学，3：22-30, 2014
5) Cook IJ, et al：Opening mechanisms of the human upper esophageal sphincter. Am J Physiol, 257：G748-759, 1989
6) 棚橋汀路，他：嚥下機能回復手術について．日耳鼻，79：1120-1121, 1976
7) 藤島一郎，北條京子：バルーン訓練法．嚥下医学，3：40-48, 2014

〈谷口　洋〉

Dr.谷口の ワンポイントアドバイス

バルーン訓練法は短期間で終了できることもありますが，しばしば継続する必要があります．その際には患者さんやご家族に指導して，自宅でもバルーン訓練を続けるようにします．

Column 3

ネアンデルタール人とクロマニョン人

　突然ですが皆さんはネアンデルタール人とクロマニョン人をご存じですか．いずれも何万年も前に生存していた人類ですが，私たちの祖先はどちらでしょう？

　過去にはネアンデルタール人からクロマニョン人，そして私たちへ進化したという説もありました．しかし現在は，これらの人類が同時期に存在したが，クロマニョン人だけが生き残ったとされています（その他に混血が進んだとの説もあり）．では，どうしてクロマニョン人は生き残ったのでしょうか．

　体格はネアンデルタール人の方ががっちりしており，普通に喧嘩をしたらクロマニョン人より強かったようです．頭が大きければ賢いわけではないですが，脳の体積はネアンデルタール人の方が大きいそうです．ではどうして，ネアンデルタール人は滅亡したのでしょう．

　諸説ありますが，構音器官に違いがあったとする説が有力です．つまりネアンデルタール人は猿に近い「のど」であり，クロマニョン人ほど上手く喋れなかったとする説です．構音器官の解剖学的違いがコミュニケーション能力の差につながり，文明の進歩にも影響したようです．

　私たちは自在に会話ができる「のど」を手に入れ，今の繁栄に至りました．しかし，その代償として誤嚥や窒息の危険にさらされているのです．

　なお，ネアンデルタール人に興味をもたれた方はロバート・J・ソウヤー（Robert J. Sawyer, 1960～）のネアンデルタール三部作（ホミニッド，ヒューマン，ハイブリッド）をお読みください．ネアンデルタール人が地球を支配しているSF小説で，ハヤカワ文庫から発売されています．なかなか興味深い作品です．

（谷口　洋）

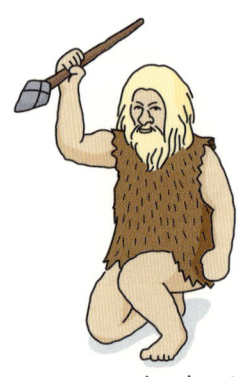

neanderthal

第4章

Q&A
こんなとき どうする?

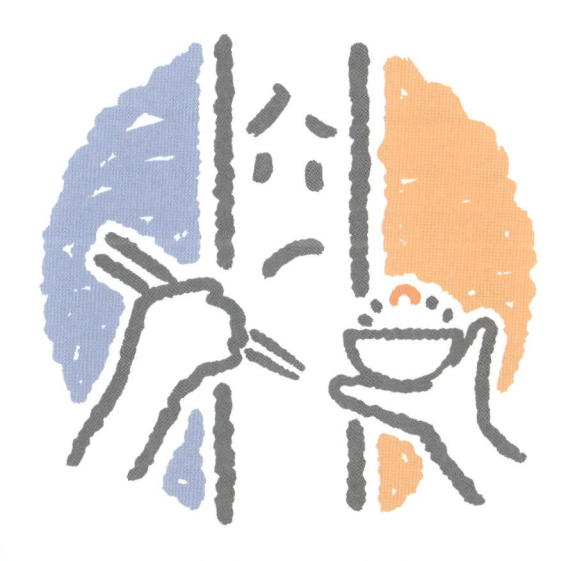

第4章 Q&A こんなときどうする？

Q1 誤嚥性肺炎に罹患したらもう経口摂取不可ですか？

Answer

嚥下障害の原因疾患を治療したり，嚥下リハ等をしたりすることで，再び食べられる可能は十分あります．経口摂取を簡単にあきらめてはいけません．

解説

　転んだら，もう歩いてはいけないでしょうか．脳梗塞で片麻痺を呈したら，もう歩けないでしょうか．もちろん，そんなことはないですよね．ですが，誤嚥性肺炎に罹患して経口摂取を禁じられてしまう患者さんは少なくありません．その違いは何でしょうか？ 1つの理由は肺炎や窒息が死に直結することがあるからでしょう．もう1つの理由は嚥下障害の評価や対応ができないからではないでしょうか．

　経口摂取を再開することによる肺炎や窒息には，慎重にならざるをえません．しかし，食べることは人の基本的な営みであり，楽しみの1つです．**一度の誤嚥性肺炎で経口摂取を禁じず，嚥下障害の精査加療に取り組むようにしましょう．**

1 そもそも誤嚥性肺炎，嚥下障害なのか？

　高齢者の発熱で原因がはっきりしない際に，飲水や食事でむせていたとの情報があると，すぐ誤嚥性肺炎にされてしまう傾向があります．確かに高齢者で誤嚥性肺炎は多いですが，必ずしも「ムセの存在」＝「誤嚥性肺炎」ではありません．

　高齢者の発熱ではさまざまな疾患（**表1**）を鑑別にあげる必要があります．特に**悪性腫瘍，感染性心内膜炎**などは見逃すことがあるので注意しましょう．また，絶食後に食事を再開した際の発熱では，胆嚢炎も鑑別にあ

表1 ● 高齢者の発熱で見逃しやすい原因疾患

悪性腫瘍		高齢者では特に悪性リンパ腫に注意
感染症	感染性心内膜炎	初期は発熱以外の症状に乏しい
	胆嚢炎	・高齢者や意識障害例では腹痛の訴えが乏しいことあり ・絶食後の食事再開時には要注意
	咽後膿瘍	高齢者や意識障害例では咽頭痛の訴えが乏しいことあり
	椎体椎間板炎	高齢者や意識障害例では頸部痛や腰痛の訴えが乏しいことあり
その他	偽痛風	・高齢者や意識障害例では関節痛の訴えが乏しいことあり ・脳梗塞等で臥床時に発症が多い

げてください．高齢者では腹部所見が乏しかったり，発熱によるせん妄で腹痛の訴えが聴取できなかったりすることがあります．同様に高齢者で痛みが乏しかったり，しっかり局在を伝えられなかったりすることがあり，咽後膿瘍，椎体椎間板炎，偽痛風などにも注意が必要です．

　誤嚥性肺炎だからといって，嚥下障害（食事による誤嚥）に直結するわけではありません．嘔吐物の誤嚥や胃食道逆流からの誤嚥が原因のこともあります．あるいは口腔ケアが不十分で唾液誤嚥から肺炎になることもあります．これらの病態では経口摂取を禁ずるよりも，他の対応が必要になります．

2 嚥下障害の原因精査とその治療

　発熱の原因が誤嚥性肺炎以外になく，嚥下障害の存在も示唆された際には，まず嚥下障害の原因精査をしてください．**第1章2の表1**にお示ししたように嚥下障害の原因疾患にはさまざまなものがあります．各診療科と連携して，原因疾患を精査しましょう．

　神経変性疾患では根本的治療が難しいことが多いですが，皮膚筋炎/多発筋炎，重症筋無力症，ギラン・バレー（Guillain-Barré）症候群などは，疾患の治療により経口摂取が可能になることが多々あります．

3 嚥下障害への対応

　嚥下障害の原因疾患が明らかになっても根本的に治療できない，あるいは原因がはっきりせず加齢としか言いようがない場合でも，嚥下障害への

対応は可能です．第3章で述べたような嚥下リハビリテーション（嚥下リハ）を中心とした治療で経口摂取が可能になることは珍しくありません．ただし時間を要することが多く，急性期病院の枠組みでは収まらないことがしばしばあります．そのような際には**短期ゴール（short term goal）**と**長期ゴール（long term goal）**を設定してください．急性期病院でPEGを作成して転院や退院することは時に仕方がありません．現在の診療制度では経口摂取可能になるまで長期入院は難しいでしょう．ただしその際にも，口腔ケアや間接訓練を指導すること，その後の嚥下リハの道筋を提示してあげることを忘れないでください（**第3章1参照**）．

話は変わりますが脳梗塞に罹患して歩行不能になっても，すぐに身体障害者の申請をできないことをご存じですか？ 原則として発症から半年してからの申請となっています．なぜならその間にリハビリテーションをすることで，症状が改善することが多いからです．嚥下障害も同じです．脳梗塞急性期に誤嚥性肺炎を罹患しても，経口摂取を簡単にあきらめてはいけません．

4 誤嚥性肺炎後の食事再開の注意点 (表2)

誤嚥性肺炎の改善後に食事を再開したが，肺炎が増悪して経口摂取不可と判断されるケースが少なくありません．なかには本当に経口摂取が難しい例もありますが，**食事再開のタイミングや設定を少し工夫するだけで対応可能なこともあります．**

まず再開のタイミングですが，痰や咳が多い時期は避けてください．私たちも感冒で痰が絡んでいるときは食べにくいですよね．きちんとしたエビデンスはないですが，CRP 5 mg/dL以下を食事再開の目安にするとよいでしょう．

食事再開の条件設定は**第3章**を参考に総合的に考えていただきたいですが，よくある問題は「**飲水**」「**内服薬**」「**いきなり常食**」です．

食止めにしたり，食事は嚥下調整食にしているのに，飲水をフリーにしたり，錠剤を水で内服していることがあります．少量なら可としたいのでしょうが，飲水や内服薬が問題になることがあるので注意してください．

歩けない患者さんにリハビリテーションでいきなり歩かせることはないですよね．まず立位訓練をして，可能なら平行棒内歩行を開始します．同

表2 ● 誤嚥性肺炎後の食事再開の注意点

再開のタイミング	痰が減少	痰が多いと嚥下しにくい
	咳が減少	・咳が多いと,誤嚥による咳か判定困難 ・呼吸が不安定だと誤嚥につながる
	解熱	高熱による意識レベルの低下に注意
	炎症反応	根拠は乏しいがCRP 5 mg/dL以下が1つの目安
再開時の条件設定	飲水	・高齢者や多発性脳梗塞では水こそが問題 ・食事と足並みをそろえる
	内服薬	・量や回数を極力減らす ・剤型の調整(貼付剤,ゼリー剤も増えている) ・水でなく服薬補助ゼリーを活用する
	食形態	・「いきなり常食」は禁止 ・嚥下調整食を活用

様に嚥下障害の患者さんにも「いきなり常食」でなく,ゼリー等の半固形物から食事を開始してあげてください.そして経口摂取再開時は看護師任せにしないで,**自分で食事場面を診る**ようにしてください.研修医の皆さんも忙しいと思いますが,「キモ」は押さえましょう.経口摂取再開時は「キモ」です.

〈谷口　洋〉

第4章 Q&A こんなときどうする？

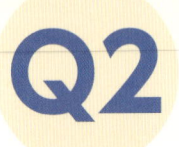

Q2 気管切開孔を閉鎖してから経口摂取？

Answer

原因疾患によりますが，経口摂取が安定して肺炎に罹患しないことを確認してから，気管切開孔を閉鎖しましょう．経口摂取を開始する際には気管カニューレの選択がポイントです．

解説

　　意識障害や肺炎で人工呼吸器管理が必要だったり，上気道の閉塞が危惧されたりする状況が遷延するときは，気管切開が必要になります．その後に原因疾患が改善して，人工呼吸器から離脱したら，次は経口摂取を試みることになります．その際には気管カニューレを挿入したまま食べた方がよいのでしょうか？　気管切開孔を閉鎖してから食べた方がよいのでしょうか？

1 気管切開孔や気管カニューレの嚥下への影響

1）喉頭挙上の障害

　　気管切開孔の周囲が瘢痕化したり癒着したりすると，嚥下時の喉頭挙上が障害されます[1]．また，**気管カニューレの重み**も喉頭挙上に影響します．喉頭挙上が制限されると嚥下障害につながります．

2）声門下圧の低下

　　嚥下時には息をこらえるので，声門下圧が上昇します．嚥下反射中に誤嚥させない機序には，喉頭蓋反転による喉頭閉鎖，声帯や喉頭前庭の内転による閉鎖があります．これらに加えて**声門下圧の上昇も気道の防御機構の1つ**です．気管切開されていると，気管切開孔から圧が逃げてしまい，声門下圧が上昇しません[2]．これは食塊の侵入や誤嚥に対して不利な状態です．

3）喉頭や気管の感覚低下

カフ付きカニューレが挿入されていると呼気が声門にいきません．気流の刺激がなく，**慢性的に唾液が貯留**することで喉頭感覚の低下が起こります[3]．また，**気管内に常に異物がある状態**なので，気管の感覚も低下します．これらの感覚低下は嚥下反射の惹起不全や咳嗽反射の低下につながります．

4）喀出への影響

カフ付きカニューレが挿入されていると，カフ上にある誤嚥物を喀出することができません．カフは大きな誤嚥物はブロックしてくれますが，**唾液等は完全にブロックできず**，ふとしたときにカフ上の貯留物が気管に垂れ込んでしまいます．

❷ 気管切開孔を閉鎖してから食事開始？

気管切開孔や気管カニューレが嚥下に悪影響を与えることは理解できたと思います．では，気管カニューレを抜去して気管切開孔を閉鎖してから食事を開始した方がよいのでしょうか？

嚥下機能にまったく問題がなく，意識状態や呼吸状態が一時的に悪かっただけなら，それでもよいかもしれません．しかし，実際には意識障害や呼吸不全に嚥下障害が併存していたり，絶食期間中に嚥下機能が低下していたりします．

大丈夫だと思って気管切開孔を閉鎖したが，誤嚥性肺炎に罹患して再び気管を切開するということになれば，患者さんにとって身体的にも精神的にも大きな負担です．やはり**食事を開始しても誤嚥性肺炎に罹患しないことを確認してから，気管切開孔を閉鎖することが理想的**でしょう．

❸ 当科での気管切開孔閉鎖の手順（図）

1）カフ付きカニューレ

人工呼吸器を装着して陽圧換気をしているときはカフ付きカニューレで管理します．

```
呼吸不全    上気道の閉塞    痰や唾液の喀出困難
   ↓           ↓              ↓
      気管挿管して人工呼吸器管理
              │
              │ 1週間以上経過 or 長期化が予想される
              ↓
           気管切開
              ↓
         カフ付きカニューレ
              ↓
          人工呼吸器離脱
              │ 吸引の頻度，嚥下の惹起を勘案
              │ 可能ならファイバーで下咽頭や声帯を観察
              ↓
         カフなしカニューレ
              │ 1週間くらい，唾液による発熱や肺炎がないか観察
              │ ワンウェイバルブをつけて発声も促す
              ↓
        経口摂取訓練を開始
              [
              ↓
            レティナ
              ]
```

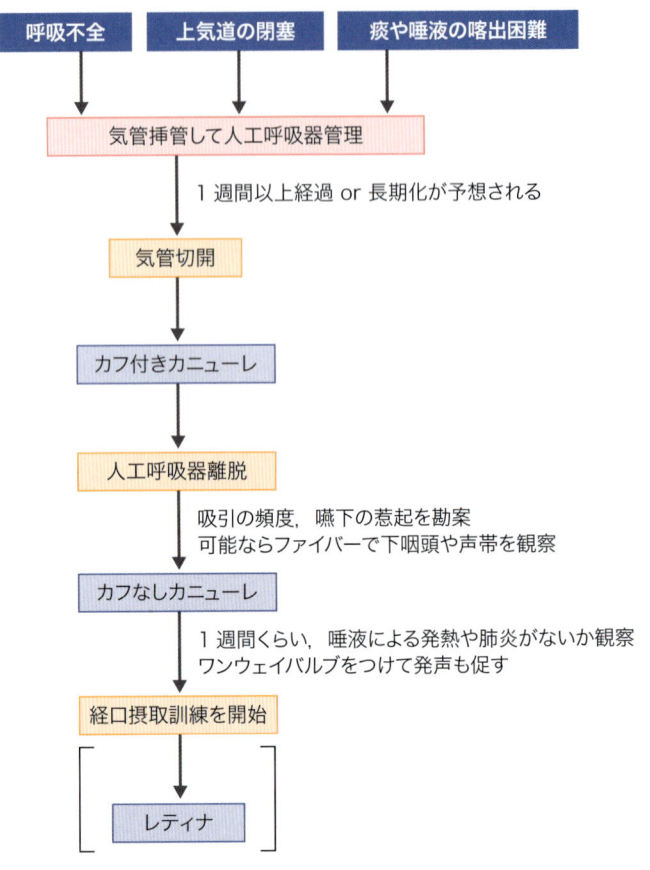

図● 気管切開例における経口摂取までのフローチャート
当科での嚥下障害を有する場合のチャート．レティナまで変更してから経口摂取を開始する例もある

2) カフなしカニューレ

　人工呼吸器から離脱できたら，カフなしカニューレへの変更を検討します．そのタイミングは唾液の吸引（カフ上，気管内）の頻度や嚥下反射があるかをベッドサイドで観察して検討します．

　カフなしカニューレへ交換する際には**喉頭ファイバーがあると安心**です．まず喉頭ファイバーを鼻から挿入して下咽頭の唾液貯留や声帯麻痺の有無

を調べます．次にカフ付きカニューレを抜去して**気管切開孔**から**挿入した****ファイバーを反転させ，唾液の流入の有無を確認**します．大きな問題がなければ，カフなしカニューレを挿入します．

そしてカフなしカニューレに変更して唾液が嚥下できているか，喀出できるか，発熱しないかを**1週間**くらい**観察**します．問題がなければ唾液を嚥下できていると考え，**次に経口摂取を考えます．**

全例を喉頭ファイバーで観察しているわけではありませんが，嚥下障害が疑われるときはこのくらいの慎重な対応をしています．

3) レティナ

カフなしカニューレでゼリー食を開始することもありますが，より慎重に対応するときはレティナに変更してから経口摂取を開始します．レティナについては**第4章Q3**の説明をご参照ください．**軽くてコンパクトなので嚥下への影響がより少なくなっています．**

それから，忘れてはならないのがワンウェイバルブです．バルブを装着することで，呼気が気管切開孔でなく声門に行くようにします．これにより声門下圧の上昇による気道防御の向上，気流による喉頭感覚の改善，喀出力の向上が期待できます．**カフなしカニューレやレティナで経口摂取する際には，可能な限りワンウェイバルブを装着**ください．

4) 気管切開孔の閉鎖

経口摂取を開始して2〜3週間トラブルがなければ**気管切開孔の閉鎖を検討**します．ただし，気管切開に至った原因疾患が筋萎縮性側索硬化症や多系統萎縮症等の進行性疾患だったときは閉鎖しないことがほとんどです．気管切開孔だけを診るのでなく，患者さんの全体像を診て判断してください．

4 カフ付きカニューレで経口摂取は不可能か？

気管切開に至った原因疾患が呼吸不全や意識障害であり，嚥下障害がないときはカフ付きカニューレで経口摂取を開始する診療科もあります（私はお勧めしないですが）．また，当科でも筋萎縮性側索硬化症の呼吸筋麻痺

で人工呼吸器管理の場合，呼吸器はもうはずせないので，カフ付きカニューレで食べていただくこともあります．

　カフ付きカニューレで経口摂取することもあるのですが，カフがあるから誤嚥しないと考えないでください．**カフがあっても誤嚥することはいくらでもあります**．むしろ，前述したような気管カニューレによる嚥下への悪影響が懸念されます．

◆文献
1) 古川浩三, 他：気管切開後の嚥下における喉頭運動の解析. 耳鼻臨床, 補42：119-124, 1991
2) Eibling DE & Gross RD：Subglottic air pressure: a key component of swallowing efficiency. Ann Otol Rhinol Laryngol, 105：253-258, 1996
3) Feldman SA, et al：Disturbance of swallowing after tracheostomy. Lancet, 1：954-955, 1966

〈谷口　洋〉

> **Dr.谷口の ワンポイントアドバイス**
>
> 　気管切開孔や気管カニューレの管理法は疾患や病態により異なります．第4章Q2とQ3でも少し異なる記載がありますので読み比べてみてください．大事なことは気管カニューレの基本的な考え方を理解することです．そのうえで患者さんごとに応用してみてください．

第4章 Q&A こんなときどうする？

Q3 カニューレ選びのポイントを教えてください

Answer

大きく分けて①複管か単管か，②カフの有無，③側孔の有無，④レティナ，の4つのポイントがあります．カニューレごとのメリットとデメリットを理解し，使い分けたいですね．

1 カニューレ選びのポイント

　　気管カニューレはたくさんの種類が用意されています．しかし，ポイントとなる点はシンプルです．
- 複管 or 単管
- カフ付き or カフなし
- 側孔付き（スピーチカニューレ）or 側孔なし
- レティナ

この4つのポイントの理解ができれば，カニューレ選びも簡単です．

2 複管 or 単管（内筒・外筒ともいわれています）

1）複管のメリット（図1）

　　複管のカニューレは，内筒と外筒に筒が分かれています．内筒がロック式になっており，外筒はそのままにしながら，**内筒を抜くことでカニューレの内部が洗浄できる**利点があります．

　　気管切開をしたばかりで，瘻孔が形成されておらず，外筒を留置したままにしたい場合や，気管切開による出血，痰や分泌物が多く汚れたり内腔が狭窄してしまう場合に使用しましょう．

2）複管のデメリット

　　内筒があるため，単管のカニューレに比べて，**空気の通り道は狭くなっ**

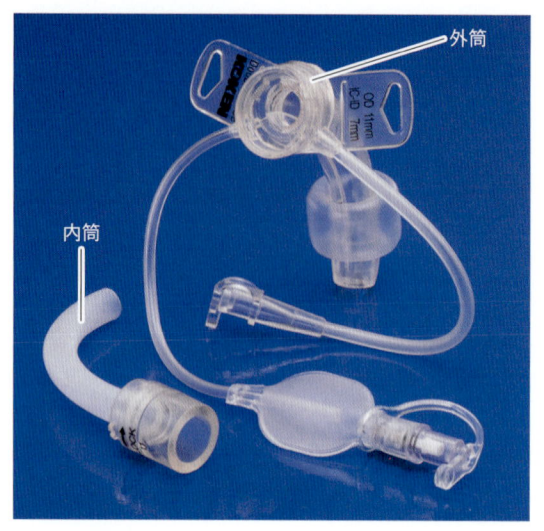

図1● 複管のカニューレ
(株式会社高研ホームページより転載)

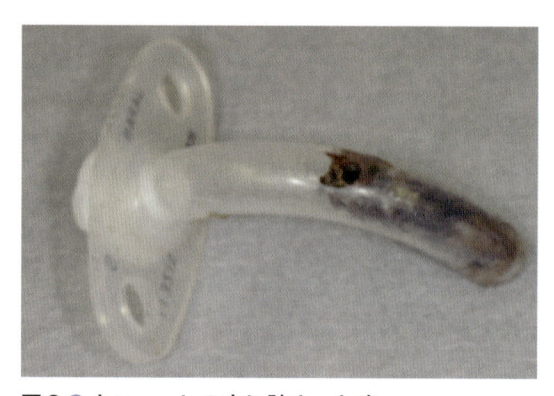

図2● カニューレの中に詰まった痰

てしまいます．また，複管のカニューレのなかには内筒と外筒の径の差が非常に大きく作られており，痰などが詰まりやすいものもあるので注意が必要です（**図2**）．

3）複管と単管カニューレの使い分け

　術後や，分泌物の多い状態の患者さんには，気軽に内筒の洗浄ができる

ように，複管のカニューレ挿入を推奨しています．特に分泌物がない状態になっていれば，空気の通り道の大きな単管を使用しましょう．

3 カフ付き or カフなし

1) カフのメリット

カフの意味は，
①人工呼吸器に接続したときの空気のリーク予防
②カニューレの固定
③気管内への垂れ込みの予防
などがあります．

しかし，人工呼吸の際に，肺のコンプライアンスが悪い場合や極端にカフ圧が低い場合は，気道内圧がカフ圧を超えてしまうため空気のリークが起こってしまいます．

カフの圧そのものは大体 20 ～ 30 mmHg の間が推奨されています．これは，カフ圧を高くすれば高くするだけリークは減りますし，垂れ込みは少なくなるものの，カフ圧が毛細血管の圧（15 ～ 30 mmHg）を大幅に上回ることにより，気管粘膜の静脈灌流を阻害してしまうからです．その結果，**虚血による粘膜潰瘍**が生じ，気管後壁の膜様部の潰瘍による気管食道瘻や，気管前頸静脈瘻や気管支動脈瘻が起きてしまうことがあります（図3）．

はたしてカフ付きカニューレは誤嚥の予防になるのでしょうか？
その答えは YES でもあり NO でもあります．

では嚥下の際に下咽頭や上部食道にかかる圧はどのくらいでしょうか？実は 90 mmHg 程あります．これはカフの圧に比べてかなり高い圧です．つまりカフがあったとしても，しっかりと嚥下をするとカフ圧は簡単に虚脱してしまうことになります．それに加えて前述した喉頭の生理的機能を妨げますので，**カフで嚥下を予防できるのは，嚥下圧がカフ圧よりも高くならないような方のみ**になります．これはよく覚えておいてください．

2) デメリット

上記したカフやカニューレの物理的な圧迫によって，気管粘膜の血流が阻害されてしまい潰瘍ができたり，食道や血管などと瘻孔ができてしまう

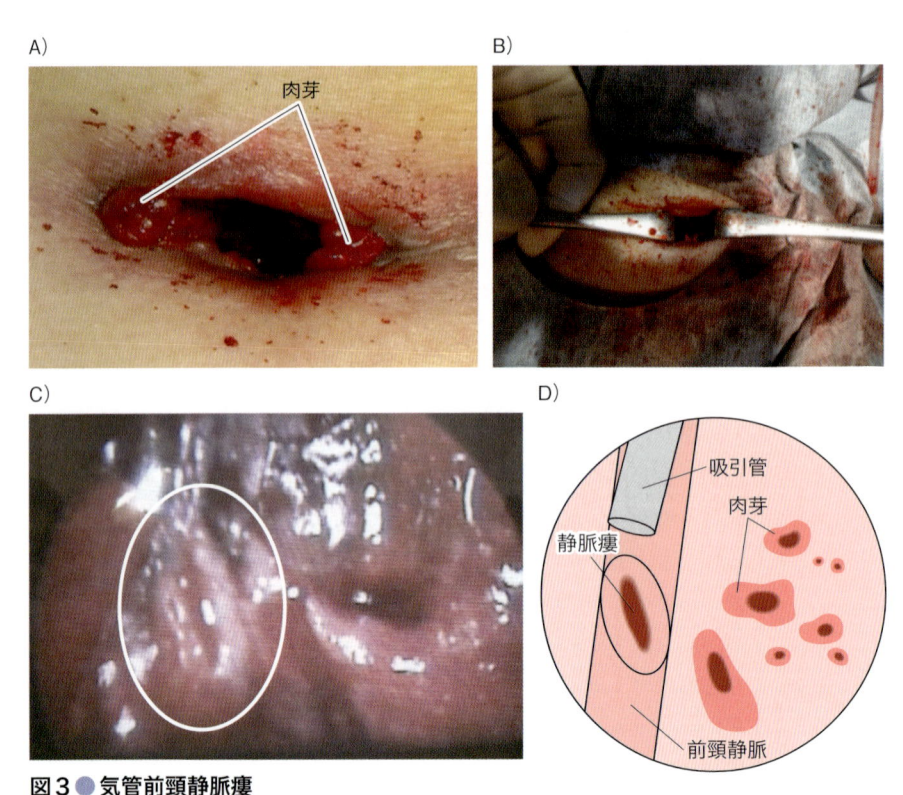

図3● 気管前頸静脈瘻
気管切開術後1カ月にて，気管孔から出血し3時間止まらなかった患者．
挿管をし，気管前頸静脈瘻（○）の診断がつき，集中治療室にて処置を行い，止血

ことがあります．そのためカニューレの固定やカフ圧はしっかりと管理をする必要があります．

4 側孔付き or 側孔なし

　側孔は何のためにあるのかというと，**声を出すためです**．側孔付きカニューレはスピーチカニューレとも言います（**図4**）．
　喉頭ファイバーの所見で，唾液のプーリングがなく，上気道の狭窄が解除されてきたら，側孔付きのものに変更できます．
　人工呼吸器につながっていたり，唾液の垂れ込みが多い場合は，側孔付きのものにするべきではありませんし，首が太く皮膚から気管までの距離

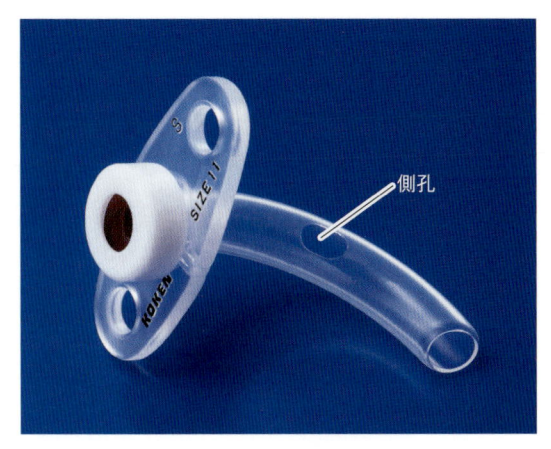

図4● スピーチカニューレ（側孔付き）
（株式会社高研ホームページより転載）

呼気の流れ
発声用バルブが閉じて空気が声門を通過し，口に抜けるため発声ができる

吸気の流れ
発声用バルブが開いて，気管切開孔から空気が入る

図中ラベル：側孔／声門／発声用バルブ／側孔付きカニューレ

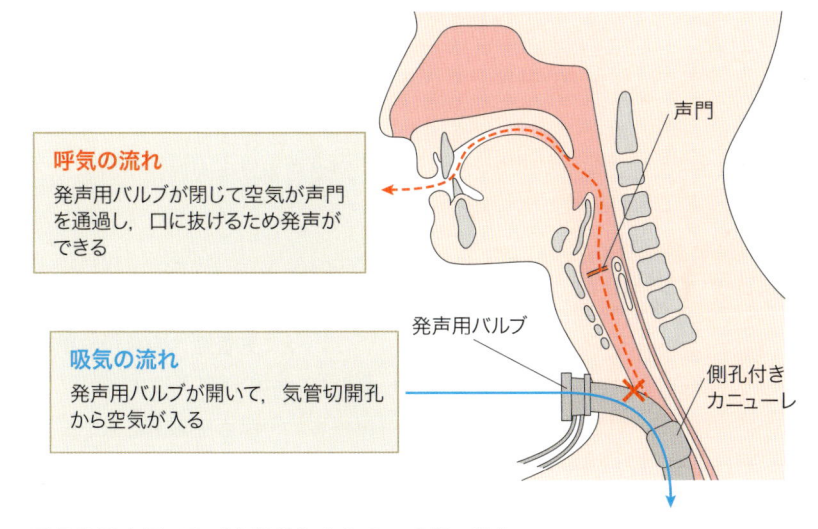

図5● 発声用バルブを装着したときの空気の流れ
→：吸気，→：呼気

　が長い方の場合は，側孔付きのものに替えると，側孔の位置が気管の内部にしっかりと留まらないために，**肉芽ができてしまうことがあります**．これには注意が必要です．側孔付きのカニューレを使用している場合は，必ず肉芽ができていないか確認をする必要があります．

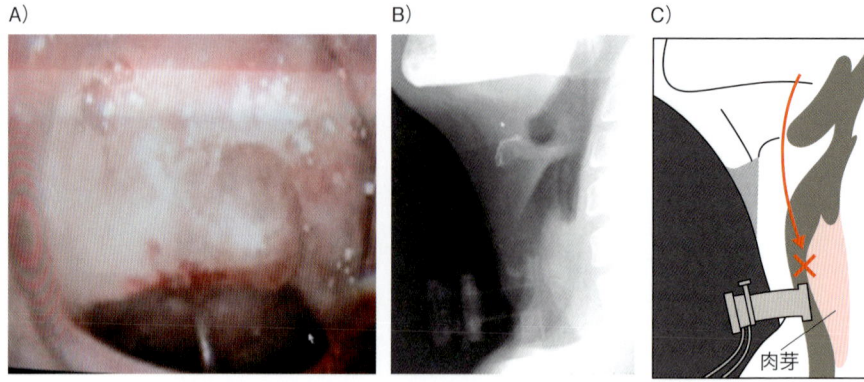

図6
A）カニューレの背面にある側孔によって気管後壁に肉芽ができてしまっている症例
B，C）レティナが挿入されている気管孔．側面のX線撮影でも容易に気管後壁の肉芽を認識できる

　なお，**発声用バルブ**（ワンウェイバルブ）という一方向弁のキャップがあり，それを装着することで，発声ができるようになります．一方向弁ですので，上気道が狭窄している方に使うと息を吐くことができなくなります（図5）．

　発声用バルブを使用するときは，患者さんの上気道の評価をしっかりとすることが必要となります（図6）．

5 レティナ（図7）

　カニューレのなかには，レティナといって**気管壁への負担や甲状軟骨の生理的な動きを妨げる度合いの一番少ないものがあります**．

　瘻孔ができた段階で，皮膚から気管までの深さを測定し太さと長さを合わせたレティナを挿入することで，患者さんに一番負担の少ないカニューレとなります．

　レティナには，固定用のバンド，蓋，一方向弁がついた蓋もあります．

　挿入の際に特別な手技が必要にはなりますが，基本的に耳鼻咽喉科では1週間経過して瘻孔ができたことを確認できればほぼ全例でレティナへの交換をしています．レティナの着脱が難しい時期は，**抜けた際に使用するものとして，スピーチカニューレを渡すこともあります**．

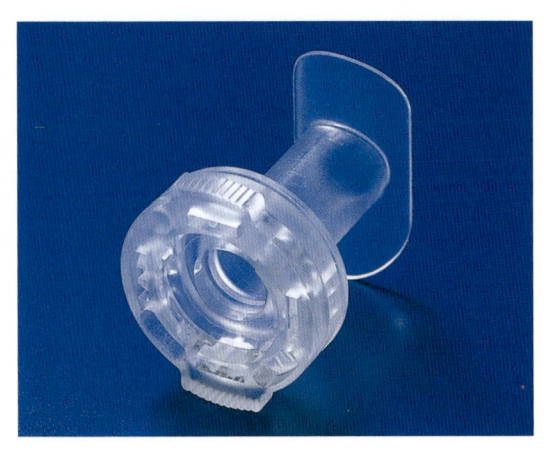

図7● レティナ
(株式会社高研ホームページより転載)

6 カニューレの使い分けと変更の目安

　以上4つのポイントを考えながら，カニューレ選びをしていただければと思います．

　最も基本的な流れとしては，まず複管のカニューレで1週間．その後瘻孔ができたことを確認し，レティナへ変更します．嚥下障害が背景にある場合は，レティナへの変更自体を慎重に対応しなければなりません．

　ちなみに，レティナがもし夜間などに抜けてしまいすぐに対応できない場合には，スピーチカニューレを渡すことで対応しています．

〈大村和弘〉

Dr.谷口の ワンポイントアドバイス

　レティナは嚥下に有利な形態のカニューレですが，咳などで抜けやすい欠点があります．自宅や施設で管理する際には，抜けたときの対応をあらかじめ検討しておいてください．

第4章 Q&A こんなときどうする？

Q4 経鼻胃管が挿入されていますが，食べてよいでしょうか？

Answer

経鼻胃管を挿入したままで，経鼻経管栄養と経口摂取を併用することはあります．その際は経鼻胃管のサイズと留置部位に注意してください．

解説

経鼻経管栄養をしていた患者さんの全身状態が改善し，経口摂取を再開する際に皆さんはどのようにしていますか？ 経鼻胃管を抜去して食べさせてあげたいですが，本当に食べられるか，十分な量を摂取できるかわからないですよね．最初はあまり食べられなくても，食べているうちに（直接訓練を重ねるうちに），嚥下障害が徐々に改善していく患者さんも少なくありません．

嚥下障害が明らかに遷延する例ではPEGを作成すべきです．しかし，判断に迷う例では経鼻胃管を挿入したまま経口摂取を試すことになります．その際には**経鼻胃管のサイズと留置部位に注意してください**．

1 経口摂取が可能な経鼻胃管のサイズ

経鼻胃管は細い方が経口摂取の際に邪魔になりません．しかし，細すぎると栄養剤や薬剤でチューブが閉塞してしまいます．また，細いチューブは「こし」がないので挿入しづらい欠点もあります．では，どのくらいのサイズの経鼻胃管を留置したらよいのでしょうか？

留置していても経口摂取が可能な経鼻胃管のサイズについては，経験論で語られることが多いです．きちんと検討した報告は少ないですが，大野らは経鼻胃管の留置中と抜去後で嚥下造影検査を施行して比較検討しています．その結果，**経鼻胃管は喉頭蓋の反転や食塊の咽頭残留に悪影響を与**

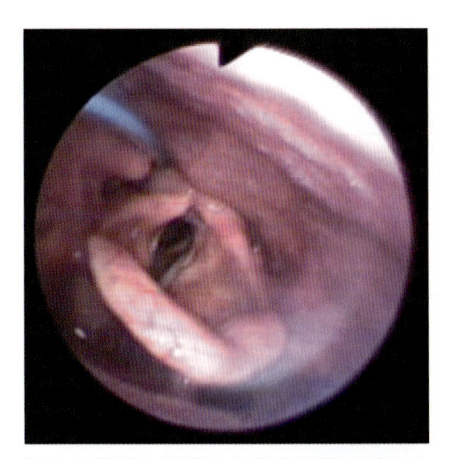

図1● 鼻腔と同側の食道入口部に挿入された経鼻胃管
右の鼻腔から挿入された胃管は右の梨状窩に位置している．咽頭で交差していないので嚥下への影響は少ない

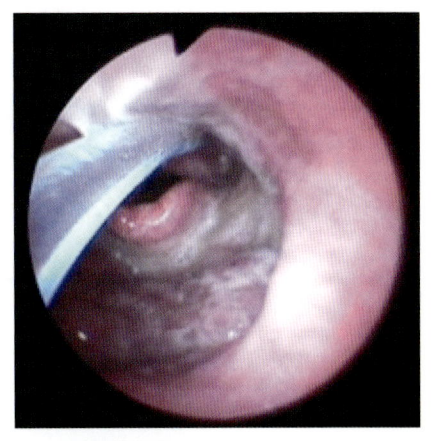

図2● 鼻腔と反対側の食道入口部に挿入された経鼻胃管
右の鼻腔から挿入された胃管は左の梨状窩に位置している．咽頭で交差しており，喉頭蓋の反転に悪影響を与えることが予想される

えうるが，12 Fr 以上の太いチューブに対して 10 Fr 以下の細いチューブでは嚥下への悪影響が少なかったとしています[1]．大野らの報告を参考に，われわれの施設では経鼻胃管の存在下で経口摂取をする際には**可能な限り 8 Fr の経鼻胃管**を使用しています．一方，閉塞しやすい栄養剤を使用しているとき（特にグルセルナ®），投与薬剤が多い場合，経鼻胃管が閉塞した既往がある例などでは 10 Fr の経鼻胃管を用いています．

2 経鼻胃管の留置部位に注意

皆さんは経鼻胃管を挿入する際にどのようなことに注意していますか？広い側の鼻腔に挿入することは意識しているでしょうが，鼻腔を通過した後の経鼻胃管の走行部位を考えていますか．

1）鼻腔と同側の食道入口部へ挿入する

図1では右の鼻腔から挿入された経鼻胃管が右梨状窩に位置しています．一方，図2では右の鼻腔から挿入された経鼻胃管が咽頭で交叉して左梨状窩に挿入されています．どちらが嚥下に悪影響を与えるかは一目瞭然ですね．前述の大野らは経鼻胃管のサイズだけでなく，走行部位についても検

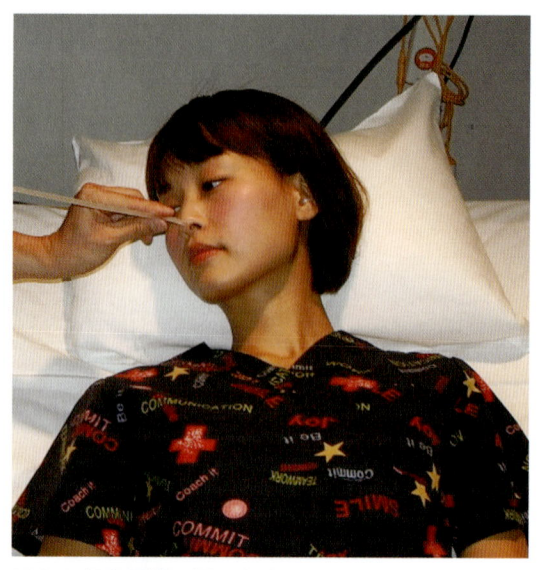

図3●経鼻胃管の挿入方法
左の鼻腔から左の食道入口部に経鼻胃管を留置する場合は，右方向に頸部回旋させる．右の梨状窩が狭まり，左の梨状窩が広がるので，経鼻胃管は左側に位置しやすくなる

討しています．鼻腔と対側の食道入口部に挿入されたチューブは喉頭蓋反転と咽頭残留に影響があり，**鼻腔と同側の食道入口部に挿入する重要性を**指摘しています[1]．

2）経鼻胃管挿入時のコツと位置の確認方法

　鼻腔と同側の食道入口部に経鼻胃管を挿入するには，**頸部回旋法**[2] を用います．例えば左の食道入口部に挿入したいときは首を右へ回旋します（図3）．すると右の梨状窩が狭くなり，左の梨状窩が広くなるので，経鼻胃管を左の食道入口部へ挿入しやすくなります．

　挿入した経鼻胃管の位置は喉頭内視鏡で見るとよくわかります．特に経鼻胃管を挿入しにくい例や鼻腔と同側の食道入口部へ確実に挿入したいときは内視鏡下で経鼻胃管を挿入することもあります．もちろん全例で内視鏡による確認はできませんが，口の中からの観察で経鼻胃管が咽頭を交差しているのが観察できることもあります（図4）．また，胸部X線写真の正面像でも頸部が含まれていれば，チューブが交差しているかわかります．

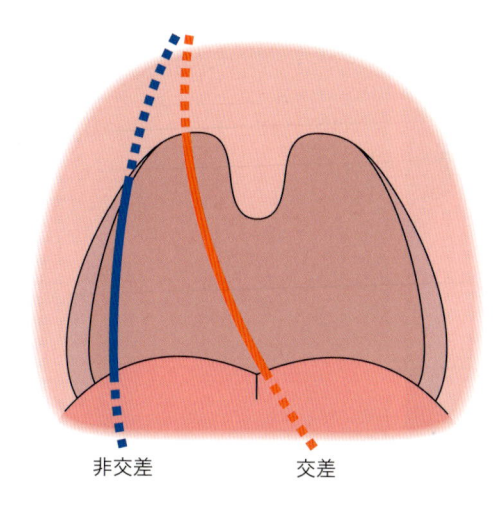

図4 ● 口腔からの経鼻胃管の観察
開口すると挿入されている胃管が観察できることがある．鼻腔と同側の食道入口部に挿入された非交差のチューブは ━━ のように位置するが，交差して対側の食道入口部に挿入されたチューブは ━━ のように観察される

非交差　　交差

❸ nasogastric tube syndromeをご存じですか？

　少し話がそれますが，皆さんに知っておいていただきたい経鼻胃管の合併症について述べておきます．経鼻胃管の合併症には挿入時の鼻出血や気管への誤挿入，留置に伴う鼻孔や咽頭粘膜の潰瘍などがありますが，意外と知られていないのが **nasogastric tube syndrome（NTS）**[3] です．NTSでは経鼻胃管が食道入口部に潰瘍形成して，同部からの感染が後輪状披裂筋に及ぶことで声帯外転障害をきたします（図5）．その結果，吸気時の喘鳴，呼吸困難を呈し，発見が遅れると死につながることもあります．

　経管栄養中に高調な吸気時の喘鳴を聴取した際は，耳鼻咽喉科に急いで相談してください（翌日では駄目です，当日です）．喉頭内視鏡で両側の声帯外転麻痺が観察されたら，経鼻胃管を抜去して抗菌薬を投与します．呼吸状態が悪ければ気管切開も必要になります．

　なお，高調な喘鳴音は「ロバのいななき」に似ています．「ロバのいななき」は上野動物園のホームページにある鳴き声図鑑をご参照ください．本当にそっくりな喘鳴音がします．

　NTSの発症を予防するには，可能な限り細い経鼻胃管を用いることです．急性期に嘔吐予防で挿入した太いドレナージチューブを，そのまま経管栄養に用いるなんてことはしないでください．

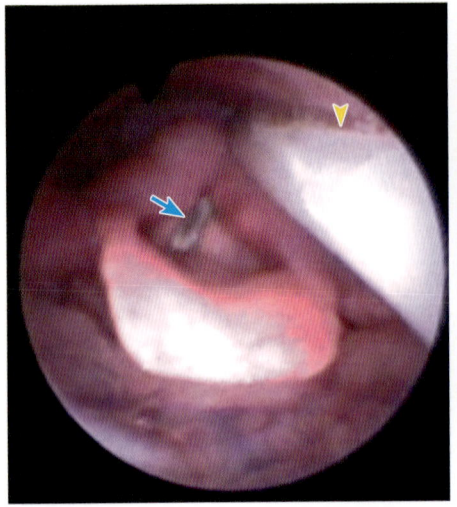

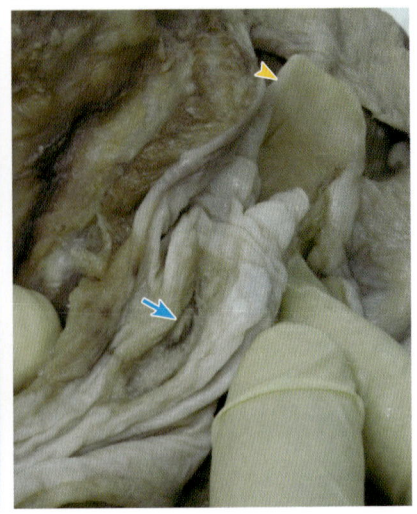

図5 ● nasogastric tube syndrome
A) 太い胃管（▷）が下咽頭の正中部に位置している．吸気時の写真だが，声帯（→）の開大を認めない
B) 食道の剖検所見．食道を背側で切開して観察しているが，食道入口部の腹側に巨大な潰瘍形成を認めた（→）．▷は喉頭蓋を示す

4 特殊な経管栄養法もあります

　経管栄養は経鼻胃管もしくは胃瘻で行うイメージが強いですが，その他の方法もあります．なかでも有効なのは**間欠的口腔食道経管栄養法**（IOE法）[4]です．これは口腔から食道までチューブを挿入し，10分くらいで栄養剤を注入する方法です．注入後はチューブを抜去するので経口摂取訓練にも影響しません．

　IOE法は経験のある医師のもとで導入した方がよいので，詳細は本書では述べません．

◆ 文献
1) 大野 綾，他：経鼻経管栄養チューブが嚥下障害患者の嚥下に与える影響．日摂食嚥下リハ会誌，10：125-134, 2006
2) 藤島一郎：嚥下障害における経管栄養法．耳鼻，50：S268-70, 2004
3) Sofferman RA, et al：The nasogastric tube syndrome. Laryngoscope, 100：962-968, 1990
4) 大熊るり，他：摂食・嚥下障害患者に対する代替栄養法―間歇的経管栄養法（intermittent tube feeding）の利点と適応．medicina, 38：692-698, 2001

〈谷口　洋〉

第4章 Q&A こんなときどうする？

Q5 酸素を吸入中ですが，食べてよいでしょうか？

Answer

鼻カニューラですむくらいの酸素投与量で，呼吸状態も安定していれば経口摂取は可能です．末梢器官と中枢神経系で呼吸と嚥下に密な関係があることも知っておいてください．

解説

酸素がマスクで投与されていたら邪魔なので食べづらく，鼻カニューラなら食べやすい．まさしくその通りなのですが，本項ではもう少し掘り下げて，嚥下と呼吸の関係から考えてみましょう．

1 呼吸と嚥下

1）呼吸中枢と嚥下中枢

空気の通り道と食塊の通り道は，**咽頭で部分的に共有**しています（図）．そのために誤嚥や窒息が起こるわけですが，共有しているのは末梢器官だけではありません．

末梢器官だけでなく中枢神経系でも，呼吸と嚥下には密な関係があります．延髄にある呼吸中枢と嚥下中枢も解剖学的に重なり合っているばかりでなく，**機能的にも密接に影響し合っています**[1]．このような機構がないと，嚥下中に呼吸が起こって誤嚥することになりかねないのです．

2）嚥下後は吸気？ 呼気？

ところで皆さん，嚥下中は無呼吸ですが嚥下の前後は吸気でしょうか，呼気でしょうか．若年者では呼気時に嚥下が起こり，嚥下後は呼気から再開することが多いとされています．一方，**高齢者では嚥下の後に吸気になることが多く，これが誤嚥のリスクになるとされています**[1]．つまりは嚥

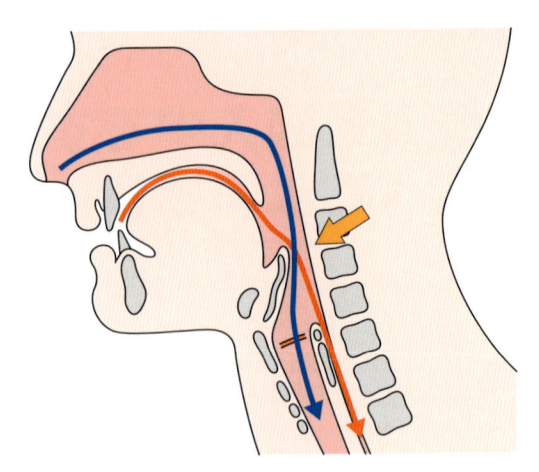

図● 空気と食塊の通り道
空気の通り道（——）と食塊の通り道（——）は咽頭で共有している（→）．口呼吸であれば，さらに口腔も共通の経路になる．それぞれの通り道が共有，交差していることが誤嚥や窒息の始まりである

下後の咽頭残留や喉頭侵入した食塊が，呼気なら喀出されますが，吸気ではそのまま気管へ吸いこんでしまう可能性があるのです．慢性閉塞性肺疾患（COPD：chronic obstructive pulmonary disease）でも，やはり嚥下後に吸気になることが多く，そのことが誤嚥のリスクになると報告されています[2]．

2 酸素投与中の経口摂取

1) 酸素の投与経路と流量

　一般的に酸素の投与量が3〜4 L/分以下の低流量のときは鼻カニューラが用いられます．それ以上の流量が必要なときは，鼻カニューラでは鼻腔への刺激が強いので，マスクで酸素投与をします．

　経口摂取時の酸素投与ですが，マスクがあると捕食のたびにマスクをずらさないといので，きわめて面倒です．**マスクをはずすことは呼吸不全にもよくありません**．また，高流量の酸素が投与されていると，**口腔内が乾燥して食べづらくなります**．以上の点からマスクではなく，鼻カニューラによる低流量の酸素投与下で経口摂取をすることが望ましいです．

2) 嚥下性無呼吸

　　高流量の酸素投与時に経口摂取をお勧めしない理由として，嚥下時の無呼吸（嚥下性無呼吸）もあります．当たり前のことですが，嚥下反射の最中は呼吸をしていません．また咀嚼の際にも息を止めていることがあります．健常人ではこれらの無呼吸は問題になりません．しかし，**呼吸不全の患者さんでは嚥下性無呼吸によって，食事中の酸素飽和度が低下する**ことがしばしばあります．高流量の酸素を必要としている患者さんでは，経口摂取による呼吸状態の変化に注意が必要です．

　　COPDの患者さんでは嚥下障害がなくても，この嚥下性無呼吸のために苦しくなったり，疲労したりして食事がすすまないことがあります．

3) 頻呼吸・下顎呼吸

　　呼吸状態が悪く頻呼吸や下顎呼吸になっている方には経口摂取をお勧めできません．その理由の1つは嚥下時の無呼吸ですが，もう1つの理由は**嚥下後に吸気となる可能性が高い**ことです．

　　前述のように嚥下後の吸気は誤嚥のリスクです．呼吸が粗い患者さんでは嚥下後に吸気となっていないか，注意して観察してあげてください．

4) 酸素投与下の経口摂取の注意点と対応

　　まず，酸素の投与経路がマスクでなく鼻カニューラに変わった時点で食事開始を検討しましょう．

　　酸素投与中の患者さんは口腔が乾燥していることが多いので，口の中を湿らせてから経口摂取をしたり，保湿剤を使用したりしてください．

　　経口摂取中に酸素飽和度が低下した際は，誤嚥と嚥下性無呼吸を鑑別しましょう．嚥下性無呼吸では少し休むだけで改善することが多いです．私の義父もCOPDで在宅酸素療法をしていましたが，嚥下障害はなくても休み休み時間をかけながら食事をしていました．

◆ 文献
1) 越久仁敬：嚥下と呼吸の神経調節機構．嚥下医学，2：47-52, 2013
2) Gross RD, et al：The coordination of breathing and swallowing in chronic obstructive pulmonary disease. Am J Respir Crit Care Med, 179：559-565, 2009

〈谷口　洋〉

第4章 Q&A こんなときどうする？

Q6 窒息を疑う患者さんにどう対応したらよいですか？

Answer

窒息かどうかの確認をして，Heimlich法や気道確保を行います．場合によって侵襲的な気道確保も考えなければなりません．

1 窒息を疑ったら

　嚥下障害の患者さんはどうしても異物による窒息のリスクがあります．

　そのような患者さんを見た際には，まず換気ができているのかどうかをしっかりと見極めましょう．換気ができている場合は自発的な咳や呼吸をさせながら，異物を除去できる道具や人的支援の準備を整えます．異物によって換気が重度に障害されている場合は，時間的猶予がないため，迅速な対応が必要になります．

　対応というのは，**異物が声門上にある場合は喉頭展開して異物の除去をするか，輪状甲状間膜穿刺など外科的処置**となります．非常に稀ですが，声門下が狭窄部位である場合は，体外循環などが必要になる場合もありますし，気管支鏡などによる異物除去という専門的な処置が必要になります．

　今回は，嚥下障害の方が窒息を起こす原因として一番多い声門上の異物による閉塞の際にどのように対応すればよいのかを解説します．

2 Heimlich法（1歳以上の傷病者における窒息の解除）

　重度の気道閉塞の際にまずその場で対応できる方法として，Heimlich法（腹部突き上げ法）があります．American Heart AssociationのBasic Life Support（BLS）のガイドラインによると，重度の気道閉塞の徴候としては，

- 換気不良，換気なし

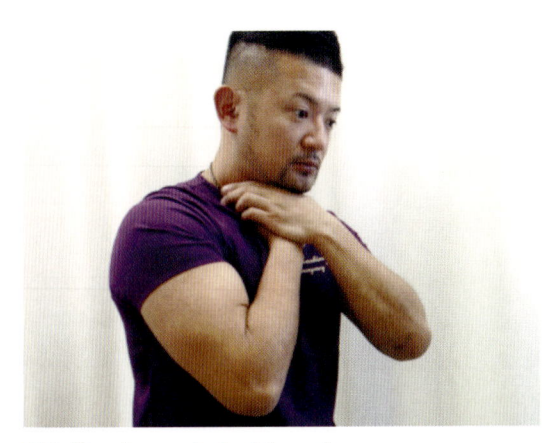

図1 ● universal choking sign
窒息を表すサインとしてバンコク共通

- 弱々しく，異物が吐き出せない咳，またはまったく咳をしない
- 空気吸入時に甲高い雑音があるか，まったく雑音がしない
- 呼吸困難が強まる
- チアノーゼ（蒼白）になる可能性
- 口がきけない
- 親指と人差し指で頸部を掴む仕草（図1）

　このような徴候を認めた際には窒息しているかどうか尋ね，傷病者が首を縦に振るのみで，口がきけない場合は，重度の気道閉塞があるため閉塞の解除を試みる必要があります．

◆ Heimlich法の手順（図2）

手順1：傷病者の背後に回って立つかひざまづき，傷病者の胴に両腕を回す
手順2：片方の手で拳を作る
手順3：拳の親指側を傷病者の腹部中央で，胸骨から十分に下の，へそのやや上に押し当てる
手順4：拳をもう一方の手で握り，その拳を傷病者の腹部に押し込み，力を込めて素早く上に突き上げる
手順5：気道から異物が排出されるか，または反応がなくなるまで突き上げをくり返す
手順6：毎回の突き上げは，閉塞を解除する意図をもってそれぞれ明確な

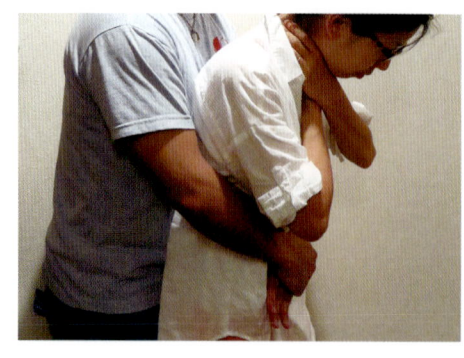

図2 ● Heimlich法

動作で行う

注意：なお，**妊婦や肥満の傷病者には，腹部突き上げ法ではなく，胸部突き上げ法を行います**．乳児の窒息解除には腹部突き上げ法は使用してはいけませんので，詳細はBLSのガイドラインを参考にしてください．

もしHeimlich法を行っていて，反応がなくなってしまった場合は心肺蘇生を開始しましょう．

そのときの道具や人的支援によりますが，異物を取り出すことができるのであれば，取り出しましょう．取り出す方法としては指や喉頭鏡や鉗子を使用した非侵襲的な除去方法がまず選択されます．

3 輪状甲状間膜穿刺・切開

上述したHeimlich法でも換気の回復がなされず，非侵襲的な方法でも閉塞が解除されず，ひきつづき換気ができない場合は，侵襲的気道確保である輪状甲状間膜穿刺・切開が適応になります．これは**一時的な処置なので**，この処置で気道を確保した後は，気管切開を行うことの方が多いですが，一時的な気道確保をすることによって，異物が除去できた場合は気管切開は必要ありません．

1）輪状甲状間膜の解剖学的位置（図3）

輪状甲状間膜は，その名の通り輪状軟骨と甲状軟骨の間にあります．場所がわからない場合は，甲状軟骨をしっかりと触り，その下にあると考えればよいです．長さは高さ9 mm，幅30 mm程度です．

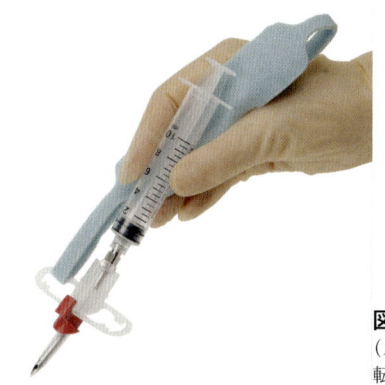

図4 ● クイックトラック輪状甲状膜穿刺キット
(スミスメディカル・ジャパン株式会社ホームページより転載)

甲状軟骨
輪状甲状間膜
輪状軟骨

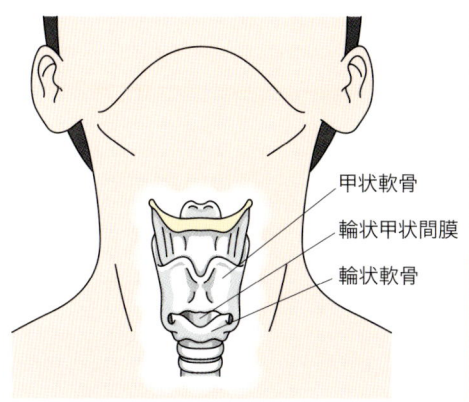

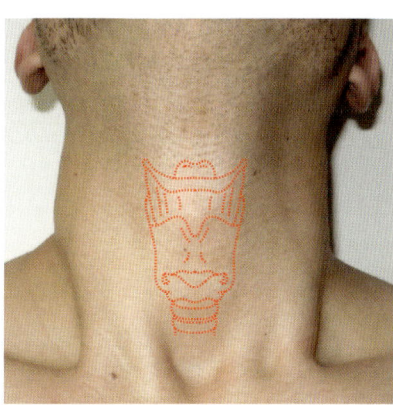

図3 ● 輪状甲状間膜の位置

2) 用意する道具

　　輪状甲状間膜穿刺の場合は，穿刺キットを使用することが多いです．例えばスミスメディカル・ジャパン社のクイックトラック（**図4**）やミニトラック，cook medical 社の Melker 緊急用輪状甲状膜切開用カテーテルセットなどがあります．

　　切開の場合は，15番メス・曲がりコッヘル2本・挿管チューブ（内径6 mm程度のもの）が必要になります．

3) 術前の準備および体位

　　モニターを装着し，必ず酸素マスクを装着します．これは急変時に少し

でも低酸素になるまでの時間を延ばすためです．流量は5 L/分程度で十分です．肩の下に枕を入れ，頭部後屈，顎先挙上の状態にします．換気が多少できており，時間に余裕があれば輪状甲状間膜直上に0.5 ccほどの麻酔を行ってもよいでしょう．

4）輪状甲状間膜穿刺・切開

穿刺：患者さんの**左側**に立ち，輪状甲状間膜の直上をメスで3 cmほど切開し，間膜を指で確認できたら穿刺し，空気がひけたら穿刺キットのカニューレを留置し換気の確認をします．

切開：患者さんの**右側**に立ち，輪状甲状間膜の直上をメスで3 cmほど切開し，指で確認できたら，間膜もメスで切ります．その開窓部よりコッヘルを挿入し，開窓部を広げます．広げた状態でコッヘルを保持し，もう1つのコッヘルで保持した挿管チューブを挿入し，換気の確認ができたら終了となります．

5）術後管理

輪状甲状間膜に挿入するキットや挿管チューブは細いことが多いので，十分な換気ができないことや，痰や血が詰まりやすく危険があるため，**施術をすることがゴールではなく，換気を行うことがゴール**なのだということを最後まで意識しておくことが大切です．

注意：よく，輪状甲状間膜穿刺の針の選択に，14Gなどのサーフロー針の外筒を推奨する方がいますが，お勧めできません．

私は，気道緊急確保の対応に関するレクチャーを行っていますが，そこで豚の肺を使って挿管チューブ・クイックトラック・14G針それぞれの方法で換気をしてもらうハンズオンセミナーを行っています．そのセッションでは，麻酔科，救急救命科を含めたすべての医師が**14G針を使用した換気は実臨床で許容できない**と感想を述べています．

〈大村和弘〉

Dr.谷口の ワンポイントアドバイス

Heimlich法は往年の名俳優であるロビン・ウイリアムズが，映画「ミセス・ダウト」のなかで披露しています．興味をもった方はご一見ください．なかなかの腕前ですよ．

第4章 Q&A こんなときどうする？

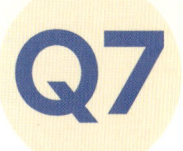

Q7 気管切開の適応と方法を教えてください

Answer

上気道の閉塞・長期挿管が予想される・気道分泌物による換気障害が著明な場合など，気管切開をすることで，患者さんに明らかなメリットがある場合に行います．手術か経皮気管切開キットを使用する方法を用います．

1 気管切開の適応

気管切開の一般的な適応としては，
①炎症（喉頭蓋炎など）や異物など，気道の物理的狭窄による呼吸困難
②頸部の手術後など，術後に気道狭窄の可能性がある
③呼吸状態が悪かったり，筋萎縮性側索硬化症などの変性疾患や，人工呼吸器管理下で，長期間挿管管理が必要
④痰などの分泌物が出せない

この4つがあげられます．

麻酔の方法は，局所麻酔・全身麻酔どちらかを選択します．当然ですが，上気道の狭窄があり，**挿管ができない場合は局所麻酔**を選択せざるを得ません．

気管孔の作成方法は経皮気管切開キットを用いる場合と，手術にて作成する場合の2通りがあります．

方法の選択は術者のやりなれた方法で行うのが一番だと思います．

一番確実な方法は，しっかりと目視で気管を確認し，気管孔を形成する手術での気道確保となるので，ここに簡単ではありますが，紹介したいと思います．

2 手技

1) 麻酔方法

　　気道管理が容易な場合は挿管下で行われることが多いですが，緊急気道確保の場合などは局所麻酔下で行います．

　　局所麻酔は，むやみやたらに注射するのではなく，皮内，皮下，甲状腺前面，気管前面など，層を意識して注射をします．**局所麻酔により呼吸困難が増悪する場合がある**ので，すべての道具の準備が整った状態で局所麻酔を行い，行った後は手洗いなどで患者さんのそばを離れたりせず，患者さんの状況がいつでもわかるようにしましょう．

2) 術前の準備および体位

　　肩の下に枕を入れ，頭部後屈，顎先挙上の状態にします．これにより気管が皮膚近くまで持ち上がり，気管切開の処置が容易になります．ただし，体位をとるだけで呼吸苦が増悪することがあるので注意をしながら準備しましょう．

3) 気管切開

　　気管上の皮膚を切開し（図1A）白線を同定（図1B）その後甲状腺を上方によけ（図1C）気管を露出（図1D）気管は逆U字型フラップを作製します（図1E）．甲状腺を上方に避けることができない場合は甲状腺を切断して気管を露出することがあります．**逆U字フラップは，カニューレの誤挿入を防ぐことと，気管を少しでも持ち上げて皮膚と気管壁の距離を短くする効果があります．**

4) 術後管理

　　気管切開後は，発声・嚥下困難，気管の異物感による咳，出血の垂れ込み，などによる違和感が非常に強くなります．当然出血や痰がカニューレ内に詰まって，呼吸困難が起こることがあるので，術後も酸素を投与し，モニター管理や観察室での管理などを行います．おおよそ**1週間程度で瘻孔ができるので，カニューレを交換しましょう．**

3 気管切開と永久気管孔造設の違い（図2）

　　この2つを混同してしまうことがあります．

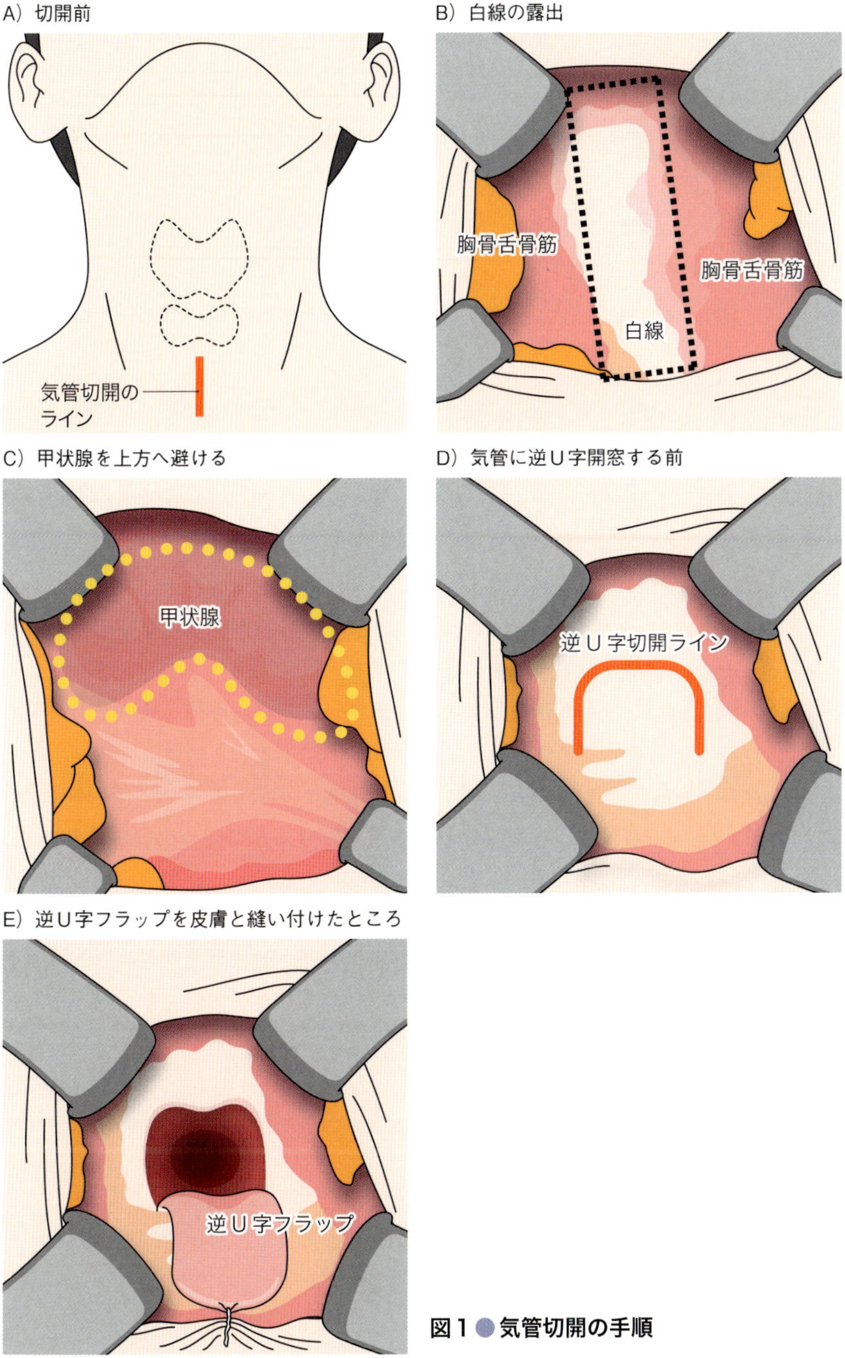

A) 切開前

気管切開のライン

B) 白線の露出

胸骨舌骨筋　胸骨舌骨筋
白線

C) 甲状腺を上方へ避ける

甲状腺

D) 気管に逆U字開窓する前

逆U字切開ライン

E) 逆U字フラップを皮膚と縫い付けたところ

逆U字フラップ

図1 ● 気管切開の手順

第4章　Q&A　こんなときどうする？

153

A）気管切開　　　　　　　　　　B）永久気管孔造設

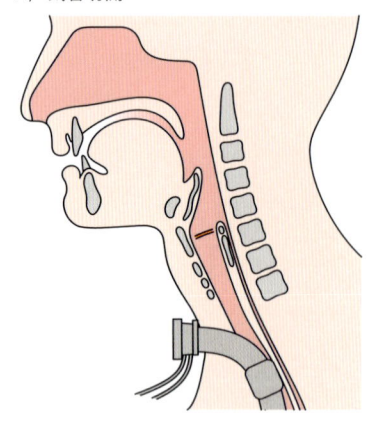

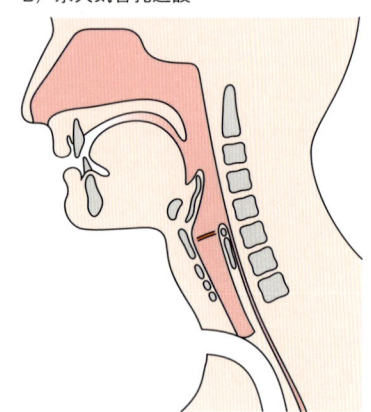

図2● 気管切開と永久気管孔造設

　気管に穴を開けるのは一緒ですが，文字通り**永久に開けるものを永久気管孔造設といい，気管孔を皮膚と縫い付けてしまいます**．このことによって瘻孔はしっかりと作成できるものの，発声は特別な器具を使用しない限りできなくなります．

　気管切開の場合は，喉頭も温存されていますし，声帯も残っているのでカニューレをスピーチタイプにしたり，閉鎖することにより発語が可能となります．しかしながら，縫い付けをしない気管切開孔の作成の場合は，カニューレを入れっぱなしにして瘻孔ができるまで待つ必要があります．一般的には1週間ほどかかります．その間にカニューレが抜けてしまったり結合織の間に迷入することにより，合併症が起こるリスクがあります．

　進行中の変性疾患や低酸素脳症など，疾患によっては，将来カニューレを抜いたり，発語が必要ない患者さんもいると思います．そのときは，気管切開をする際に，事前に術者にその旨を伝えましょう．

〈大村和弘〉

第4章 Q&A こんなときどうする？

Q8 胃瘻作成に納得してくれません

Answer

経口摂取だけでは栄養確保が難しいことを理解していただくしかありません．状況により経口摂取の併用や嚥下障害が改善したら離脱できる可能性も説明しましょう．

解説

　本書のような対応をしたからといって，嚥下障害が必ずよくなるわけではありません．どんなに頑張っても，残念ながら経口摂取に至らない患者さんはいます．その際には胃瘻をお勧めすることになります．

　近年，胃瘻が内視鏡下で簡便に作成できるようになり（経皮内視鏡的胃瘻造設術，percutaneous endoscopic gastrostomy：PEG），胃瘻による経管栄養が急速に広まりました．一方では認知症や意識の回復が難しい例におけるPEGが，倫理的な面から論じられることも増えています．

　PEGを延命行為と捉えるか否かの倫理的問題も重要ですが，本項ではその他の面における胃瘻の受容について解説していきます．主治医が胃瘻の必要性を説明しても，患者さんや家族が納得してくれないとの話はしばしば耳にします．どこに問題があるのでしょうか．

1 嚥下障害への対応は十分ですか？

1）嚥下機能の評価はしていますか

　誤嚥性肺炎や窒息で入院した患者さんがいたとします．症状が改善し，食事を再開したが，むせてしまい食べられない．あるいは再び肺炎に罹患した．このようなときに主治医は胃瘻が必要と判断することでしょう．しかし，患者さんは入院前まで経口摂取ができていたと主張し，胃瘻を拒否することがしばしばあります．

155

そんなときは主観的な判断だけでなく，**客観的なデータを示すことが重要**だと思います．具体的には嚥下内視鏡検査や嚥下造影検査の所見を提示することです．ゼリーも食べることがままならない場合でも，あえて嚥下造影検査を施行する．そして，咽頭を通過しない様子や誤嚥の場面をお見せすると，食べられない状況を理解していただけることがあります．

今は患者さんへのしっかりした説明が求められる時代です．心臓カテーテル検査や頭部MRIも本人や家族に所見をお見せするのが普通ですよね．嚥下障害も同じことです．嚥下機能検査の所見をもとにビジュアルに説明することは，相手の病状への理解を深めることができます．嚥下機能検査ができない病院であれば，経口摂取が困難な例でも，「説明のための検査」を他院にお願いしてよいと思います．

2）嚥下障害の治療は十分ですか

嚥下障害の治療は**第3章**で説明しました．施設によって可能な治療は違うでしょうが，そのなかで可能な限りの対応はしましたか？ただ常食を提供して，肺炎に罹患したから胃瘻を作成するのでは，患者さんも納得しないでしょう．手間ひまをかけて治療をしたうえで，やはり経口摂取が難しかった場合は患者さんも納得してくれるものです．また，言語聴覚士や看護師に任せてばかりでなく，**主治医が食事や嚥下リハビリテーション（嚥下リハ）の場面に立ち会う**ことも重要です．その姿勢や熱意は患者さんやご家族に伝わることでしょう．

2 胃瘻の正しい理解

1）胃瘻があると経口摂取不可？

患者さんやご家族は，胃瘻を作成したら経口摂取をしてはいけないと誤解していることがあります．**第3章1**で説明したように，嚥下障害の治療にはさまざまなゴールがあります．必要な水分やカロリーは胃瘻から補充して，食べやすい好きなものだけ少量経口摂取する．2食は胃瘻で1食は経口摂取にする．このような対応も可能なことを理解いただきましょう．

経鼻経管栄養では胃管が邪魔になり，嚥下訓練が進まないことがあります．**胃瘻なら嚥下訓練がしやすい**こともわかっていただきましょう．

2) 胃瘻による嚥下障害への好影響

①サルコペニアの改善

近年，**加齢による筋肉量や筋力の低下をサルコペニア（sarcopenia）**[1]と呼ぶようになり，栄養学やリハビリテーションの分野で非常に注目されています．当初は加齢によるものだけをサルコペニアとしていましたが，廃用性障害や栄養不足によるものも二次性サルコペニアとして扱うようになってきました．

サルコペニアは四肢の骨格筋だけでなく，嚥下に関連する筋にも起こります．高齢になりサルコペニアから嚥下障害を呈することがあります．あるいは誤嚥性肺炎で入院したが，末梢からの点滴だけで診ていたために二次性サルコペニアとなり，ますます嚥下障害が進行するということもあります．

サルコペニアでは運動療法と栄養療法が重要とされています．胃瘻からしっかり栄養を補うことで，嚥下関連筋群のサルコペニアを改善することは時に有効です．その際に運動療法として嚥下リハも必要なことは言うまでもありません．

② use the gut（腸を使え！）

サルコペニアによる嚥下障害の治療では栄養療法が重要です．経口摂取が難しいときの栄養療法には静脈栄養と経腸栄養がありますが，アメリカ静脈経腸栄養学会[2]（ASPEN）や日本静脈経腸栄養学会[3]（JSPEN）のガイドラインでは「**腸が機能している場合は腸を使う**」としています（**図**）．

経腸栄養が推奨される理由としては静脈栄養に比べて生理的であり，消化吸収機能や腸管免疫系の機能が維持される点があげられます．一方，静脈栄養では腸管の廃用性障害により腸粘膜の萎縮やbacterial translocation（腸内細菌が腸粘膜上皮を越えて感染）が起こりやすいことが問題とされています．

経腸栄養の利点は医療従事者の間ではだいぶ浸透していますが，一般の方にはあまり知られていません．いわば「点滴信仰」「点滴神話」ともいえる，**静脈栄養への過度の期待が患者さんやご家族にあることが多いです**．最近の胃瘻へのネガティブキャンペーンの影響か，胃瘻は嫌だが中心静脈栄養はよいと言う方も結構いらっしゃいます…．腸を使うことの重要性を根気強く説明しましょう．

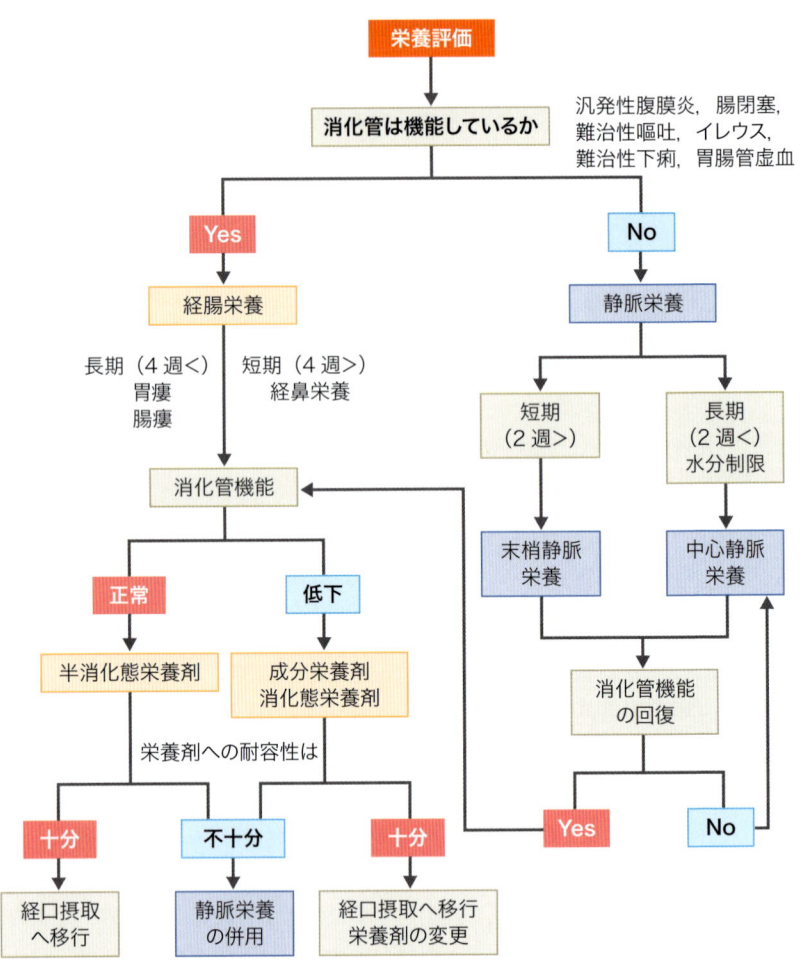

図● アメリカ静脈経腸栄養学会の栄養療法におけるアルゴリズム
(文献2より引用)

3) その他の胃瘻への疑問

　　胃瘻があっても入浴ができるのか？　胃瘻が不要になったらどうするのか？　これらの点も患者さんからよく質問されます．胃瘻作成から2〜3週間経てば入浴は可能ですし，胃瘻が不要になったときは簡単にカテーテルを抜去して閉鎖できます．このような些細なことも説明していくことで，胃瘻への受容が期待できます．

◆ 文献

1) Rosenberg I : Summary comments: epidemiological and methodological problems in determining nutritional status of older persons. Am J Clin Nutr, 50 : 1231-1233, 1989
2) ASPEN board of directors and the clinical guidelines task force : Guidelines for the use of parenteral and enteral nutrition in adult and pediatric patients. JPEN, 26 : 1SA-138SA, 2002
3) 日本静脈経腸栄養学会：栄養療法の種類と選択.「静脈経腸栄養ガイドライン」（日本静脈経腸栄養学会／編）, pp13-23, 照林社, 2013

〈谷口　洋〉

Dr.谷口の ワンポイントアドバイス

　アメリカ静脈栄養学会の栄養療法におけるアルゴリズムは，簡便なので汎用されています．私も非常によいアルゴリズムだと思っています．ただ問題は経腸栄養が4週以上なら胃瘻にするとしている点です．経口摂取に移行できるか，どれくらい時間がかかるかは一番悩むところで，予想が立てにくいところなのです．

第4章　Q&A　こんなときどうする？

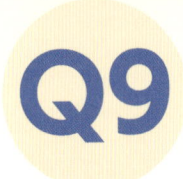

Q9 経口摂取せず，経管栄養だけなのに発熱しました．なぜですか？

> **Answer**
> 経管栄養中でも誤嚥性肺炎は起こります．「唾液の誤嚥」と「栄養剤の胃食道逆流・咽喉頭逆流による誤嚥」が原因です．

1 経管栄養中でも起こる？　誤嚥性肺炎の原因は2つ

1）唾液の誤嚥

　口腔内には多くの口腔内細菌が存在します．口腔内細菌は口腔内が不潔な状態が続くと「菌体外多糖」といわれるネバネバ物質を分泌し口腔内細菌自体を包み込み，その内部で増殖し，プラーク（歯垢）を形成します（**第3章2の図1参照**）．プラークはバイオフィルム状態になっています．例えていうと，台所などの三角コーナーがヌルヌルしている状態です．さらに，経口摂取をしていない患者さんは唾液の分泌量が減少しており，口腔内の細菌量は多い状態です．

　このように**口腔内細菌量が増加している唾液を不顕性誤嚥**することで，口腔内細菌が肺の中で増殖して誤嚥性肺炎が起こります．また，点滴に比べて**経管栄養では，唾液の分泌が増加して誤嚥性肺炎に至ることが多い**印象があります．経口摂取をしていなくとも口腔ケアをする必要があります．具体的なケア方法は**第3章2**を参照してください．

2）栄養剤の胃食道逆流・咽喉頭逆流による誤嚥

　胃内に入った栄養剤が逆流するのはなぜでしょうか？
　まずは，食物が入った正常な胃の動きを考えてみましょう．胃の主な働きは食道から送られてきた食物を一時的に貯めておく「貯留」，食物の体積による圧が胃壁を伸展させて起こる胃の「蠕動運動」，胃内で分泌された胃液と食物を混合する「撹拌・消化」です．胃には入口の噴門，出口の幽門

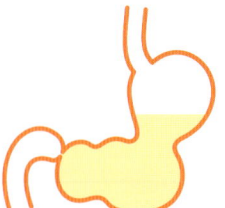

①括約筋（幽門）が閉じた状態　　②攪拌している状態　　③括約筋（幽門）が開いた状態

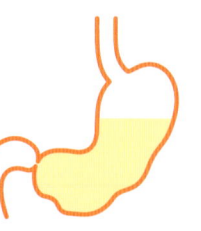

食べた食物は胃にたまり，胃液が分泌される　　食物は胃液と混ぜ合わされ，流動状になるまで攪拌される　　食物がアルカリ性の粘液によって中和されると括約筋が開いて送り出される

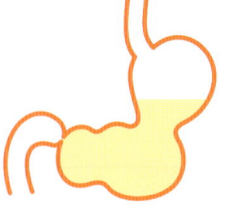

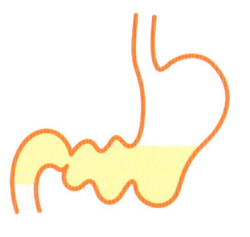

図1 ● 正常な胃の動き
（文献1より引用）

という「逆流防止機能」が備わっており，胃内での食物と胃液の攪拌・消化時に食道への逆流を防いだり，急激に十二指腸へ食物が流出することを予防する働きをしています（図1）．

では，栄養剤が胃の中に流入したときはどうなるでしょうか？多くの栄養剤は液体ですね．**粘度の低い液体（200 mL程度）の摂取では十分な胃壁の伸展がないため胃の蠕動運動が起こりにくくなっています**．また噴門・幽門による「逆流防止機能」が十分に発揮されず，食道への逆流が起きたり，正常な胃内容排出が起こらないことがあります．

さらに，高齢者では加齢に伴い胃排出速度の遅延や下部食道括約筋（lower esophageal sphincter：LES）の機能低下を合併していることがあり，胃内容物が食道へ逆流しやすくなります．さらには咽喉頭逆流から誤嚥をすると肺炎につながります．

胃食道逆流による経腸栄養剤の誤嚥性肺炎は難治性となりやすいです．経腸栄養剤は栄養に富んでおり，その分炎症を起こしやすく細菌が繁殖しやすい条件であるためです．

2 栄養剤の胃食道逆流による誤嚥性肺炎の予防

1）注入量の調整

高齢者，脳神経疾患，長期間経口摂取を行っていない患者さんなどは，

LES機能低下による胃食道逆流症（gastroesophageal reflux disease：GERD），胃からの排出遅延による嘔吐などの消化器症状が現れてくることがあります．

これらの消化器症状の予防のために少しずつ栄養剤を注入することで胃や腸管を慣らしていきましょう．腹部症状がみられなければ，注入量を1〜2日単位で増量していきましょう．

例：初回は100 mL/回より開始し，腹部症状がみられなければ200 mL → 300 mLへと増量する．

2）投与速度の調整

投与速度が速いと嘔吐を誘発しやすくなります．**最初は緩徐な速度（100 mL/時 程度）で開始**し，徐々に増速します．栄養剤の投与量により，エネルギーが不足する場合は，点滴などで不足分を補ってください．

患者さんの消化管が慣れてくると，150〜300 mL/時の速度で投与できるようになります．一般に下痢をしやすいといわれる経皮内視鏡的空腸瘻（空腸への投与，percutaneous endoscopic jejunostomy：PEJ）でも慣れてくると200 mL/時 程度で投与が可能になることがあります．しかし，患者さんによっては腹部膨満や下痢，嘔吐などの消化器症状をきたす場合があるので，患者さんに合わせて投与速度を検討していきましょう．

3）経管栄養中と終了後の体位の調整

経管栄養中は，特に体位に気をつける必要があります．経管栄養を受ける患者さんは脳血管障害や加齢，食道裂孔ヘルニアなどの影響で食道の蠕動運動も低下しています．

胃食道逆流を防ぐため，経管栄養中は姿勢を45〜60°に調整します．

しかし，気をつけてほしいことがあります．この体位は，寝たきりの患者さんにとって褥瘡が発生しやすい体位です．**褥瘡予防の理想体位はベッドアップ30°です．患者さんの状態に合わせて体位は一律でないことを理解しておいてください**．もちろん，自己にて活動できる方は，座位ですごしたり軽く散歩しても構いません．

また，経管栄養中や直後の患者さんには，フラットな体位が必要となる検査（CTやMRIなど）や急激な体動（訓練室でのリハビリテーションなど）は避けましょう．医療者の配慮不足による嘔吐の誘発は回避するよう，

看護師や検査技師と計画的に時間を調整しましょう．**経管栄養後も30〜60分はフラットな体位を避けるようにしてください．**

4）消化管運動機能改善薬の使用

　胃の蠕動運動が抑制されている場合は，積極的に薬剤を使うことも検討してください．

①モサプリド（ガスモチン®）

　自律神経叢の神経節や，胃平滑筋に働き，胃腸運動を活発にすることで胃内容物の十二指腸への排出を促進させます．消化管運動機能改善薬のなかで一番よく使用されています．

②アコチアミド（アコファイド®）

　アセチルコリンエステラーゼ阻害作用により，胃の運動機能を改善したり，胃の内容物の排出を促進させます．

③ニザチジン（アシノン®）

　ヒスタミンH_2受容体を遮断し，胃酸分泌を抑えます（H_2ブロッカー）．また，胃排出促進作用および唾液分泌促進作用を示します．

　同じH_2ブロッカーの胃薬を使用するなら，ニザチジンを選択してはいかがでしょうか．

④エリスロマイシン（エリスロシン®）

　エリスロマイシンは抗菌薬ですが，意外な効果があります．それは，「モチリン様作用」と呼ばれる消化管運動亢進作用です．ヒトの消化管においてモチリンは，空腹時に1〜2時間ごとに胃から始まり回腸末端（盲腸の前）まで移動していく，周期的な強い収縮運動を生じさせます．エリスロマイシンはモチリン受容体に作用し，消化管運動を亢進させ，胃排出能の改善が期待できます．

　しかし，抗菌薬であることには変わりないため，慢性的に長期間使用することは控えた方がよさそうです．

5）半固形化栄養剤の使用（図2）

　半固形化栄養剤は粘度が高いので胃内に注入されると，胃壁が進展することで胃の拡張および貯留が期待でき，胃食道逆流が予防できます．また，生理的な排出パターンによる胃の蠕動運動が起き，十二指腸へ食物が排出

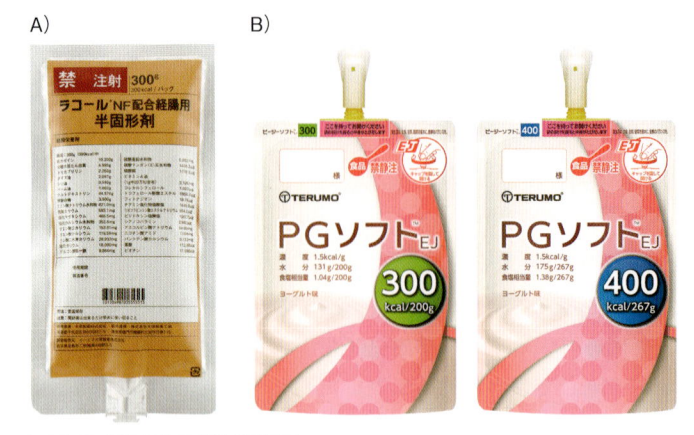

図2 ● 各種半固形化栄養剤
A) ラコールNF®, B) PGソフト™
(Aは株式会社大塚製薬工場ホームページ, Bはテルモ株式会社ホームページより転載)

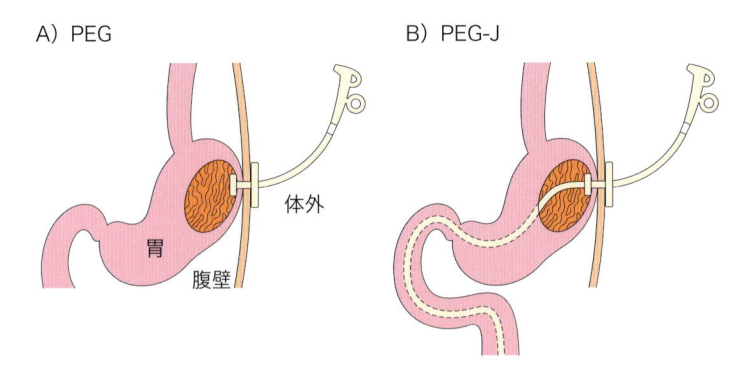

図3 ● PEGとPEG-J
PEG：経皮内視鏡的胃瘻造設術：percutaneous endoscopic gastrostomy
PEG-J：経胃瘻的空腸チューブ：percutaneous endoscopic gastro-jejunostomy

されるので下痢や急激な高血糖が起こりにくいとされています．

6) 投与ルートの変更

前述のような方法を実施しても，胃食道逆流が起こる場合は，投与ルートの変更も検討してください．

PEGで胃食道逆流が起こる場合はチューブの先端をトライツ（Treitz）靱帯よりも先の空腸に留置するPEG-J（percutaneous endoscopic gastro-jejunostomy）や PEJ（percutaneous endoscopic jejunostomy）に変更することがあります（図3）．これらの方法ではより逆流・誤嚥しにくい部位へ経腸栄養剤を投与できるようになります．ただし，PEGと比較して，これらの手技は難易度が高く，患者さんへの侵襲も大きいので十分検討が必要です．

　なお，**PEGは誤嚥性肺炎を予防するとは限らない**といわれています．その理由として，PEG造設によりLES圧が明らかに減少し胃内容物の逆流が起きやすくなることがあげられます．PEG–JやPEJはこの問題を解決する可能性があります．ただし，閉塞しやすい，管理が難しいなどの欠点もあります．患者さんの状態を考慮し，それぞれのメリット・デメリットを患者さんや家族を含めたチームで話し合い，検討してください．

〈近藤きよ美〉

Dr.谷口の ワンポイントアドバイス

　胃瘻にしても誤嚥性肺炎の罹患率は変わらず，予後も変わらないとする報告が多々あります．その原因は本項にあるような唾液誤嚥と胃食道逆流・咽喉頭逆流なのでしょう．私は口腔ケアや栄養剤の半固形化などの工夫が胃瘻の患者さんの予後を改善すると信じて，臨床に取り組んでいます．

第4章 Q&A こんなときどうする？

Q10 栄養剤はどれを使えばよいですか？

Answer

まず大切なのは，患者さんの消化能力によってタンパク質の形態（窒素源）を使い分けることです．疾患によっては病態別経腸栄養剤を活用しましょう．栄養剤には医薬品と食品があることもポイントです．

1 栄養剤の種類を知る

経腸栄養剤には，**自然食品流動食**と**人工濃厚流動食**があります．普通流動食やミキサー食が自然食品流動食にあたります．家族と同じ食事をミキサーにかけて注入することも稀にありますが，ほとんどの患者さんで人工濃厚流動食が使用されています．人工濃厚流動食は，天然の素材を人工的に処理したり，あるいは合成アミノ酸，低分子ペプチドやビタミン，微量元素を加えた栄養剤です．窒素源の違いにより，成分栄養剤・消化態栄養剤・半消化態栄養剤に分類されます（表）．

1）成分栄養剤

成分栄養剤はelemental diet（ED）と呼ばれ，**窒素源が結晶アミノ酸のみで構成**されています．多くの成分が上部消化管で吸収され，残渣がありません．また，脂肪の含有量がきわめて少なく，全エネルギーの1〜2％しか配合されていません．このため**急性膵炎，短腸症候群，炎症性大腸疾患（特にクローン病）**などで使用されます．

成分栄養剤は，本邦で初めて開発されたエレンタール®の他に，小児用のエレンタール®P，肝不全用のヘパンED®があり，すべて医薬品です．エレンタール®P，ヘパンED®はエネルギー比で8％程度の脂質が含まれるため，必須脂肪酸は欠乏しません．一方，エレンタール®を長期に使用する場合は，定期的に脂肪乳剤を経静脈的に投与する必要があります．微

表● 人工濃厚流動食の種類と特徴

		成分栄養剤	消化態栄養剤	半消化態栄養剤
栄養成分	窒素源	アミノ酸	アミノ酸 ジペプジドおよびトリペプチド	タンパク質 ポリペプチド
	糖質	デキストリン	デキストリン	デキストリン
	脂質と脂質含有量	長鎖脂肪酸と中鎖脂肪酸 きわめて少ない	長鎖脂肪酸と中鎖脂肪酸 少ない	長鎖脂肪酸と中鎖脂肪酸 比較的多い
	他の栄養成分	不十分	不十分	不十分
	繊維成分含有	無添加	無添加 一部ペクチンとして添加	水溶性・不溶性を添加したものも多い
製剤の性状	消化	不要	ほとんど不要	多少必要
	吸収	必要	必要	必要
	残渣	きわめて少ない	きわめて少ない	少ない
	浸透圧	高い	高い	比較的低い
	溶解性	良好	良好	比較的良好
	粘稠性	低い	やや高い	やや高い
	味・香り	不良	不良	比較的良好
	剤形	粉末製剤	粉末製剤 液状製剤	粉末製剤 液状製剤
適応		広い	制限あり	制限あり
栄養チューブ		φ1〜1.5 mm (5 Fr)	φ2〜3 mm (8 Fr)	φ2〜3 mm (8 Fr)
取扱い区分		医薬品	医薬品・食品	医薬品・食品

(文献3, 4をもとに作成)

量元素ではセレンが添加されていないので注意が必要です[1].

成分栄養剤は流動性が高く**5 Fr のチューブで投与が可能**です．また，残渣となる食物繊維などが含まれていないため糞便量は減少しますが，1 kcal/mLに調整すると浸透圧は760 mOsm/Lと高いので，浸透圧性の下痢を起こすことがあります[1]．よって，速度を遅くする，濃度を調整するなどの工夫が必要です．

経口摂取も可能ですが，タンパク源がアミノ酸であるため，味や香りが独特で，正直なところ飲みにくいです．飲みやすくするために，10種類のフレーバーがあり，いずれも無償です．2種類を組み合わせて，オリジナ

ルフレーバーで摂取する患者さんもいます．私のオススメは，ヨーグルト味＋パイナップル味の合わせ技です．

2）消化態栄養剤

窒素源はアミノ酸またはジペプチドやトリペプチドなどのスモールペプチドです．スモールペプチドは小腸でアミノ酸とは別のトランスポーターから吸収されます[2]．アミノ酸よりスモールペプチドの方が吸収に必要なエネルギーが少なく，早く吸収されるため[3]，吸収面では有利になります．機能が低下した腸管でも吸収が容易であるため，**消化管術後，癌化学療法時，放射線腸炎**などに使用されます．

消化態栄養剤はヨーグルトのようにカード化（固形化）せず，チューブ閉塞のリスクは低いです．よって，頻繁に閉塞が起きる術後空腸瘻や**経皮経食道胃管挿入術（percutaneous trans-esophageal gastro-tubing：PTEG），経胃瘻的空腸チューブ（percutaneous endoscopic gastro-jejunostomy：PEG-J）**などにも使用しやすい経腸栄養剤です[5]．

成分栄養剤と同様に，浸透圧が460～550 mOsm/Lと高く，味はよくないため，経口摂取には適しません．経管栄養では**細径の経管栄養チューブ（8 Fr）での投与**が可能です[6]．

消化態栄養剤には医薬品と食品があり，医薬品ではツインライン®NF，食品ではエンテミール®R，ペプチーノ®，ペプタメン®AF，ペプタメン®スタンダード，ハイネイーゲル®があります．

3）半消化態栄養剤

窒素源はタンパク質であり，吸収には消化の過程が必要です．そのため，消化吸収能が低下している場合や，消化管の安静を要する場合には適当ではありません．

浸透圧は低いため下痢を起こしにくく，脂肪も十分配合されているので必須脂肪酸欠乏を起こしません．味もよく，経口摂取にも適しています．栄養剤が酸性に傾くと**タンパク質が変性して，カード化現象を起こすので細径のチューブは詰まりやすいです**[3]．

半消化態栄養剤には医薬品と食品があります．医薬品扱いの半消化態栄養剤は，エンシュア・リキッド®およびエンシュア®・H，エネーボ®，ラコール®NF，アミノレバン®です．2014年に発売された「ラコール®NF

半固形剤」は，医薬品で初めての半固形剤で，エネルギーあたりの有効成分や含量はラコール®と同一となっています．食品は多数市販されており，その種類は100種類以上となっています．それぞれタンパク質含有量や脂質の配合などに特徴があります．

4) 窒素源の選択

窒素源の違いによる栄養剤の分類を述べましたが，ひとまず「成分栄養剤を使っておけば無難か」と思った先生はいませんか？ 実際はそうともいえません．臥床していると足腰が弱ってしまうのと同様に，**吸収がよいものばかりでは腸の機能が低下します**．腸を積極的に使う，つまり消化運動をさせる方が腸や全身状態を健全に保つことがあるのです．

2 特殊な病態に使用する経腸栄養剤を知る

経管栄養を受けている患者さんの9割以上は，標準的な半消化態栄養剤に十分な忍容性があります．半消化態栄養剤は栄養治療効果も優れていますが，疾患によっては栄養素や電解質が調整された「病態別経腸栄養剤」の利用が効果的です．

1) 腸の廃用性障害予防にGFO®

GFO®とは，glutamine-fiber-oligosaccharide (GFO) enteral formulaのことで，**グルタミン**，**水溶性食物繊維**，**オリゴ糖**の3つの栄養素を少量（100〜150 mL）の水分に溶解して投与する栄養法です．絶食期間が長いと小腸微絨毛が萎縮しbacterial translocationのリスクが高くなります．GFO®は消化管粘膜細胞のエネルギー基質を供給し，しかも粘膜表面に対する物理的刺激によって粘膜の萎縮を抑制します．腸管内の異常細菌の増殖を抑制して[7, 8]，bacterial translocation発生を防ぐと考えられています．**GFO®投与の対象は，1週間以上絶食が予測される症例**です[9]．

2) 腎機能障害用栄養剤

腎障害時にはまずカリウム，リン，ナトリウムなどの電解質を腎機能に合わせて制限します．保存期には腎不全の進行抑制ために十分なカロリーを確保しつつ，タンパク質は制限します．一方，維持透析期は，透析によりタンパク質などが失われるため，十分なカロリーとタンパク質の補給が

必要になります．腎機能障害用栄養剤はいずれも水分制限に適した**高カロリー組成で，ナトリウム，カリウム，リンを減量し，エネルギー効率の優れた中鎖脂肪酸の比率を多く**しています．また脂質代謝に関与するカルニチンが配合されています．一方，**タンパク質含有量には幅があり**，必要量に応じた選択が可能です[10]．しかし，腎機能障害用栄養剤を長期間，単独で投与すると低ナトリウム，低カリウム，低リン血症をきたす可能性があります．定期的に電解質をモニタリングしてください．場合によっては通常の栄養剤を組み合わせることもあります．

3）糖尿病用栄養剤

糖尿病患者では3通りの工夫をした栄養剤が発売されています．

- 糖質の含有量を標準的な栄養剤に比べて25〜45％程度減少させて脂肪〔特に一価不飽和脂肪酸（monounsaturated fatty acid：MUFA）〕を強化した製剤．MUFAは血糖値および血清脂質改善効果が期待されています[11]．
- 糖質はエネルギーの50％程度に軽度減量し，かつ，タピオカデキストリンやイソマルツロースなどの緩徐に吸収されるものに強化した製剤
- 糖質は標準栄養剤と同等で骨格筋の糖質の取り込みを促進するイソロイシンを強化した製剤

いずれも十分な食物繊維を含有（1.4〜2.4 g/100 kcal）しており，胃排出速度と消化管からの炭水化物吸収速度の抑制による血糖上昇抑制効果が期待され，その効果が多く報告されています[12]．

当院で採用しているグルセルナ®-EXは前述の特徴をもちますが，不溶性食物繊維を多く含むため，**チューブが詰まりやすいことが難点**です．チューブ詰まりを防ぐポイントは以下の通りです．

- **よく振る！**（音が聞こえなくなるまでしっかり振る！）
- **継ぎ足しはしない！**（せっかくよく混ぜたものとそうでないものを混ぜてしまうと，詰まりやすくなる）
- チューブは10 Fr以上にする
- 経腸栄養ポンプ使用を推奨（投与速度が遅いことが詰まりの一因）

4）呼吸不全用栄養剤

慢性閉塞性肺疾患（chronic obstructive pulmonary disease：COPD）

に代表される換気障害を伴う慢性呼吸不全患者では，呼吸活動に伴うエネルギー消費量が増加しており[13]，全患者の70％以上に低体重を認めます．つまり長期的なPEM（protein energy malnutrition）にもかかわらず，エネルギー代謝・タンパク異化は慢性的に亢進しており，同化促進のためには十分なエネルギー投与が要求されます．また代謝で産生する二酸化炭素量を抑制して換気負荷を軽減するために，できるだけ**呼吸商（RQ＝消費酸素量÷産生二酸化炭素量）の低い栄養組成**が適しています[10]．プルモケア®-EXでは，脂肪含有量を55％と高めて呼吸商に配慮した栄養剤になっています．

5）免疫調整栄養剤

近年，免疫能・生体防御能に及ぼす栄養状態の影響が明らかになり，栄養状態改善による感染症予防効果を目的とした免疫増強栄養法が注目されてきました．免疫増強作用が期待されるアルギニン，グルタミン，ω3系脂肪酸，核酸，抗酸化ビタミンなどを強化した栄養剤（インパクト®）の生体防御効果が示され，術前投与により，術後感染症等の合併症の減少，在院日数の短縮が報告されています[14]．

ところが，重症敗血症患者で逆に死亡率が増加したとの報告が散見され[15]，アルギニンによる炎症増悪作用が推測されました．これに対して，アルギニンを添加せず抗炎症作用のあるEPAやガンマ・リノレン酸（GLA）と抗酸化物質を強化した栄養剤（オキシーパ®）が開発され，効果が期待されています[16]．

3 半固形化栄養剤

1）半固形化栄養剤とは

半固形semi-solidとは，液体と固体の両方の属性をもつ物質で，液体より固体に近い半流動体と定義されています．半固形化栄養剤短時間注入法とは，栄養を短時間で摂ることにより，胃の適応性弛緩を惹起し，**正常な胃貯留能と胃排出能が得られる**という消化管生理学に基づいた方法です[17]．

2）半固形化栄養剤の投与方法

半固形化栄養剤を直接手で圧迫して注入するには，かなりの力が必要で，注入が困難だという相談をよく受けます．新しい製品は容器を柔軟な材質

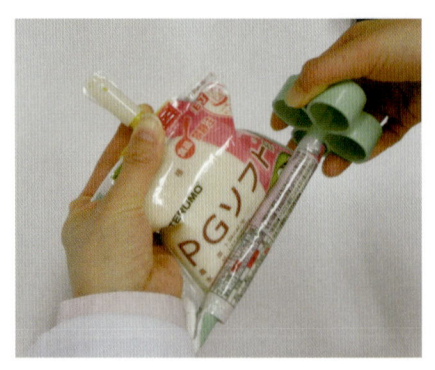

図1 ● 注入補助器「シボリーⅡ」
栄養剤容器にシボリーⅡの切り込み部分を奥まで差し込み、栄養剤容器の注入口をおさえながらグリップを持ち、ゆっくりと回転させて使用する。歯磨き粉などを無駄なくしぼり出すときに使うワザと一緒である

へ変更し、注入時の負担を軽減していますが、それでも注入が難しい場合は以下の方法が有効です。

- 注出口先端の栄養剤が少し硬くなっていることがあるため、2 cm程度捨てる
- シボリーⅡ（図1）、PG加圧バッグⅡ（図2）などのアシストデバイスを活用する

PG加圧バッグⅡは有料です。シボリーⅡはPGソフトを使用していれば無償でいただけますので、一度、栄養部に聞いてみてはいかがでしょうか。

3) REF-P1®

多くの半固形化栄養剤はすでに半固形化した状態で注入しますが、胃内で半固形化するものにREF-P1®があります。REF-P1®は、ペクチンを水に溶解した商品です。まず、REF-P1®を胃内に注入し、その後液体栄養剤を投与すると、REF-P1®に含有される水溶性ペクチンと液体栄養剤の遊離カルシウムが結合し、胃内で粘度がつきます（いわゆるフルーチェの状態です）。また、不足しがちな食物繊維と水分の補給もできます。投与のポイントは以下の通りです。

- 水分補給はREF-P1®投与の30分以上前に行う（30分あれば十分水が胃から排出され、REF-P1®の効果が低下しません）

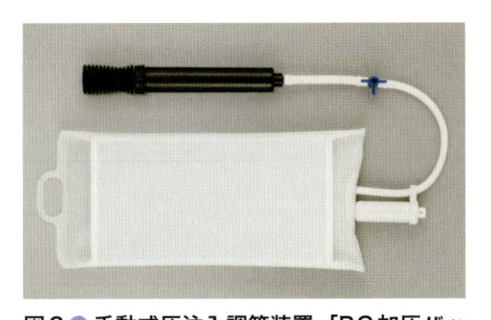

図2● 手動式圧注入調節装置「PG加圧バッグⅡ」
手動ポンプでバッグを加圧して栄養剤を投与する
(テルモ株式会社ホームページより転載)

- REF-P1® 投与後すぐに栄養剤の投与を開始する(REF-P1® が胃から排出されてしまう前に栄養剤を投与しないと,胃内で半固形化しない)
- 決められた時間内に栄養剤の投与を完了する(**胃内投与は60分以内**,小腸内投与は30分以内に完了しないと,REF-P1® が排出されてしまいます)
- チューブの洗浄やお薬の投与用の水は20 mL程度にする

(箇条部分は文献18を参照して記載)

　基本的には,K-5S® やK-LEC® などの同メーカーの栄養剤と併用しますが,他の製品や医薬品でも遊離カルシウムが入っていれば増粘します.**エンシュア・リキッド® は遊離カルシウム含量が少ないので,牛乳を混ぜないと増粘しません**.REF-P1® と経腸栄養剤の相性については,栄養部やNSTで情報をもっていますので確認してください.

　また栄養剤とREF-P1® は胃内で均一に混ざるわけではありません.特に蠕動運動が弱い患者さんでは,胃の中でREF-P1® と栄養剤が2層に分離した状態となります.栄養剤とREF-P1® の比重の関係から,栄養剤の上にREF-P1® が覆った状態になっています.REF-P1® と栄養剤の界面部分では反応して増粘しているため,これが蓋の役割を果たし,栄養剤の胃食道逆流を防止していると考えられます[19](**図3**).

REF-P1®

経腸栄養剤

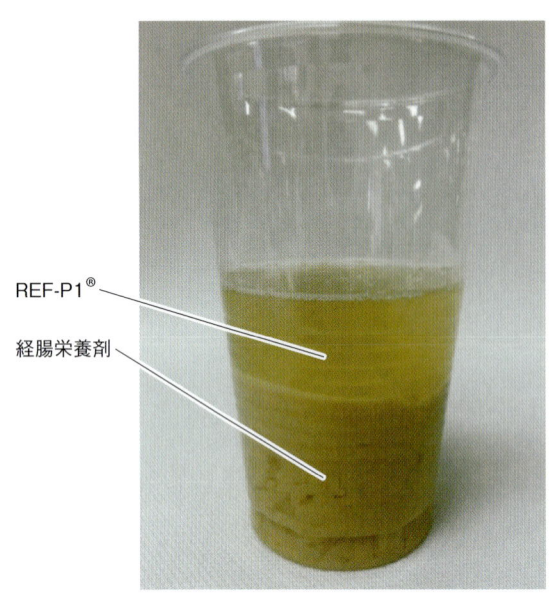

図3 ● REF-P1® 投与後，経腸栄養剤を投与した状態
REF-P1® を投与後に経腸栄養剤を投与するが，経腸栄養剤は比重が重いので下に沈む

4 経腸栄養剤に使用する＋αのワザ

1) ビタミン・微量元素欠乏

　　経腸栄養剤には，各種ビタミンが添加されていますが，**1日に1,000 kcal以下の長期投与では，ビタミン欠乏を引き起こす可能性**があります[20]．また，微量元素の種類や含有量も，経腸栄養剤によってまったく異なるため，適宜補充する必要があります．当院では，ビタミンと微量元素が強化されたブイ・クレスを1日1本投与することを推奨しています．

　　医薬品の経腸栄養剤には，**セレン**や**クロム**などがほとんど含まれないため，食品の栄養剤の併用や，微量元素・ビタミン強化製品などを追加するのが簡便です．銅欠乏には，1日10〜20 gのピュアココアの投与が安価で簡便であるとの報告もあります[21]．

2) 食物繊維

　　食物繊維は，以前は「非栄養素」として扱われていましたが，近年は研究が進み，その生理作用が明らかになるにつれ，**第6の栄養素**ともいわれるようになりました．

　　食物繊維の入っていない経腸栄養剤を長期に使用すると，小腸の微絨毛

が萎縮し bacterial translocation や，下痢・便秘などの便通異常のリスクが高まります．これらの栄養剤を使用する際は，食物繊維を付加することを推奨します．

　食物繊維を投与すると，腸内が弱酸性に保たれ腸内細菌叢が改善され，酪酸などの短鎖脂肪酸が腸内でつくられます．腸粘膜状態を改善するなどの作用から，下痢および便秘を改善することができます[22]．

　便性を整える（特に下痢を予防する）ことは，褥瘡の予防および悪化防止にもつながります．

5 医薬品と食品について

　市販されている経腸栄養剤には，医薬品と食品があり，医薬品は薬事法，食品は食品衛生法により規制されています．

　医薬品の経腸栄養剤は，医師の処方が必要で，保険適応になります．しかし，診断群分類（diagnosis procedure combination：DPC）対象病院入院患者では包括評価の範囲に含まれます[2]．このためDPC対象病院では，薬価コスト低減のために食品の経腸栄養剤が投与されることが多くなっているようです．

　食品の経腸栄養剤は，入院では食事とみなされるため，患者負担は1食260円（2015年4月の時点で）となりますが，外来では患者さんに自分で購入していただくことになります．ちなみに，**食品の栄養剤は月に3〜4万円くらいかかります**（第4章Q14も参照）．一般の高齢者の食費を考えると，人工濃厚流動食は非常に高いと言わざるを得ません．

　一方，**医薬品は一般に3割負担であり，患者負担が大幅に軽減**されます．こうしたことから，在宅では医薬品の栄養剤を使うことが多くなります．

　医薬品は病院で処方できますが，**食品栄養剤は通信販売が主な購入方法**になります．注文から届くまでに1週間程度をみていただき，**余裕をもって購入準備を進めてください**．退院や外泊間際になって栄養剤が間に合わずに，栄養部を困らせることのないように！

◆ 文献
1) 斎野容子, 三松謙司：Q38成分栄養剤はどのようなときに使いますか？．「経腸栄養100の疑問」（大井田尚継/監修, 三松謙司/編著），pp92-93, 医歯薬出版, 2012

2) 山内 健：人工濃厚流動食の種類と特徴．臨床栄養別冊 JCN セレクト1 ワンステップアップ経腸栄養，pp38-43, 医歯薬出版, 2010
3) 丸山道生：2. 経腸栄養剤の分類．Chapter2 経腸栄養, PDN レクチャー, NPO 法人 PEG ドクターズネットワーク：http://www.peg.or.jp/lecture/enteral_nutrition/02.html
4) 大濱 修：経腸栄養．実践 静脈栄養と経腸栄養 基礎編（島田滋彦 他／編），p128, エルゼビアジャパン, 2003
5) 丸山道生：特集にあたって－消化態栄養剤とは．臨床栄養, 123：590-593, 医歯薬出版, 2013
6) 斎野容子：Q39 消化態栄養剤はどのようなときに使いますか？．「経腸栄養100の疑問」（大井田尚継／監修, 三松謙司／編著），pp94-95, 医歯薬出版, 2012
7) 東口髙志, 他：集中治療と栄養管理．救急・集中治療, 16：1005-1015, 2005
8) 東口髙志：消化器外科病棟における経口摂取について．消化器外科NURSING, 9：914-919, 2004
9) 斎野容子：Q43 GFO® とは何ですか？どのようなときに使いますか？．経腸栄養100の疑問, pp105-106, 医歯薬出版, 2012
10) 栗山とよ子：3.1 病態別経腸栄養剤とは？3. 病態別経腸栄養．Chapter2 経腸栄養, PDN レクチャー, NPO 法人 PEG ドクターズネットワーク：http://www.peg.or.jp/lecture/enteral_nutrition/03-01.html
11) Elia M, et al：Enteral nutritional support and use of diabetes-specific formulas for patients with diabetes: a systematic review and meta-analysis. Diabetes Care, 28：2267-2279, 2005
12) del Carmen Crespillo M, et al：Metabolic effects of an enteral nutrition formula for diabetes: comparison with standard formulas in patients with type 1 diabetes. Clin Nutr, 22：483-487, 2003
13) Rogers RM, et al：Physiologic effects of oral supplemental feeding in malnourished patients with chronic obstructive pulmonary disease. A randomized control study. Am Rev Respir Dis, 146：1511-1517, 1992
14) Braga M, et al：Perioperative immunonutrition in patients undergoing cancer surgery: results of a randomized double-blind phase 3 trial. Arch Surg, 134：428-433, 1999
15) Luiking YC：The role of arginine in infection and sepsis. JPEN, 29（1 Suppl）：S70-74, 2005
16) Gadeck JE, et al：Effect of enteral feeding with eicosapentaenoic acid, gamma-linolenic acid, and antioxidants in patients with acute respiratory distress syndrome. Enteral Nutrition in ARDS Study Group. Crit Care Med：27（12 supp）：A125, 1999
17) 合田文則：①胃瘻からの半固形化栄養材短時間注入法．2. 臨床的な知識, 5. 半固形化栄養剤, Chapter2 経腸栄養, PDN レクチャー, NPO 法人 PEG ドクターズネットワーク：http://www.peg.or.jp/lecture/enteral_nutrition/05-02-01.html
18)「REF-p1を使った在宅栄養ハンドブック」（城谷典保／監修），ジェフコーポレーション：http://www.kewpie.co.jp/products/janef/handbook01.pdf
19)「液体流動食の半固形化ハンドブック」（丸山道生／監修），ジェフコーポレーション：http://www.kewpie.co.jp/products/janef/handbook02.pdf
20) 三松謙司：Q69 経腸栄養投与中にビタミン欠乏になりますか？．「経腸栄養100の疑問」（大井田尚継／監修, 三松謙司／編著），pp166-168, 医歯薬出版, 2012
21) 河合勇一, 他：濃厚流動食と銅欠乏－濃厚流動食による胃瘻栄養中に貧血と白血球減少症で発症した亜鉛製剤ポラプレジンク投与による銅欠乏症の1例を通じて．臨床栄養, 114：676-680, 2009
22) 斎藤恵子：3. 食物繊維．4. 経腸栄養に用いられる製剤および食品, Chapter2 経腸栄養, PDN レクチャー, NPO 法人 PEG ドクターズネットワーク：http://www.peg.or.jp/lecture/enteral_nutrition/04-03.html

〈猿田加奈子〉

第4章 Q&A こんなときどうする？

Q11 痩せてきました．栄養が足りないのでしょうか？

Answer

食事を全部食べていても，食事提供量そのものが不足している場合は体重が減少します．栄養管理のプランニングに基づいて栄養療法を行い，定期的にモニタリングもしましょう．

1 体重測定をおろそかにしない

人の健康状態を評価するには，採血，心電図，X線，尿や便の検査，内視鏡検査などたくさんの検査項目があります．そのなかでも，比較的簡単で自宅でも行える健康状態の評価方法が体重測定といえます．

◆ 体重の評価

体重は，寝たきりや動けない患者さんの場合も，車椅子用の体重計やスケールベッドなどを活用すれば計れます．病院によって違うでしょうが，これらは透析室やICUに備えてあることが多いです．確認してみてください．体重を計るときは，同じ時間や同じ衣服にするなど，条件を可能な限り揃えましょう．また，その体重が患者さんにとって適正かどうかを評価する方法を知りましょう．

①体格指数（BMI）（表1）

体格指数（body mass index：BMI）は身長と体重から計算される値で，肥満度を表す指数です．**このBMIが男女とも「22」のときに高血圧，高脂血症，肝障害，耐糖能障害等の有病率が最も低くなる**ということがわかってきました．そこで日本肥満学会ではBMI＝22となる体重を標準体重（理想体重）としています[1]．

BMI＝体重（kg）÷［身長（m）］^{2}

表1 ● BMIに基づく肥満判定の基準

BMI	
<18.5	低体重
18.5〜25未満	普通体重
25.0〜30未満	肥満（1度）
30.0〜35未満	肥満（2度）
35.0〜40未満	肥満（3度）
40≦	肥満（4度）

（文献2より引用）

表2 ● 栄養障害の程度（%IBW）

%IBW	
>90	普通
80〜90	軽度栄養障害
70〜79	中等度栄養障害
<69	高度栄養障害

表3 ● 体重変化率（%体重変化）による栄養状態の評価

有意な体重変化と判定される場合		
%体重変化	≧2%	→1週間
	≧5%	→1カ月
	≧7.5%	→3カ月
	≧10%	→6カ月

＊10％以上の体重変化は期間にかかわらず有意と判断する

②**理想体重比（%IBW：ideal body weight）（表2）**

理想体重を［IBW(kg)＝［身長(m)］^{2}×22］で算出し，実際の体重がその何%であるかをみることによって栄養障害の程度を判定します．

③**体重変化率（表3）**

現在，標準体重以上であったとしても著しい体重減少があれば栄養摂取不足が疑われ，反対に現在低体重であったとしても増加傾向であれば適正カロリーである可能性が示唆されます．よって体重だけでなく，その変化率も大きな意味をもちますので注目してください．

体重変化率：{(通常時体重(kg)－現在の体重(kg)}÷通常時体重(kg)×100

2 栄養はどのくらい必要か

厚生労働省のホームページに掲載されている「日本人の食事摂取基準2015」[3]をご存じでしょうか．現在の栄養状態に問題がなくて今の状態を維持する場合，この食事摂取基準が参考になります．食事摂取基準は，健康な日本人を対象にエネルギー，栄養素の過不足による健康障害の予防を

目的として策定されているため，入院患者に対しては性別，年齢，活動量等をもとに食事摂取基準を参考にして必要エネルギー量を設定し，さらに病気による栄養の消化・吸収や排泄，また栄養投与ルートを十分に考慮したうえで調整をする必要があります．

1) 1日の必要エネルギー量を計算しよう

実際の臨床の場では，**体重あたり25〜30 kcalを乗じて1日の必要エネルギー量を求める方法（簡易法）**がよく用いられます．簡易法は簡便で，緊急時やおおよその必要量を知りたいときに使える方法です．

多くの患者さんはこの計算でよいのですが，術後，発熱，肺炎，外傷あるいは熱傷などのときは「代謝ストレス」が発生し，必要エネルギー量も増加します．また，リハビリテーションの活動量も大きく影響しますので，簡易法のみではうまくいかないケースが出てきます．

そこで，活動量や病態によるエネルギー代謝の変化を考慮して必要エネルギー量を算出する方法として，**Harris-Benedictの式**が汎用されています．

ところで，このHarris-Benedictの式は，栄養療法を勉強する際，必ずといっていいほど出てきますが，これは必要エネルギー量を算出する方法ではありません．**基礎代謝量（basal energy expenditure：BEE）の予測値を算出する式**であり，BEE推計法として最も広く臨床で用いられています．**必要エネルギー量は，BEEと活動係数，損傷係数（ストレス係数）を乗じて算出します．**現在，臨床的に最も普及している実用的方法で，日本静脈経腸栄養学会の医師教育のためのTNT（total nutrition therapy）プロジェクトにおいても採用されている方法です．Harris-Benedictの式で基礎代謝量を求めて終わりではありません．そこに活動係数や損傷係数を掛けて必要エネルギー量まで求めることを忘れないでください（**表4〜6**）．

しかし，この計算法では，健康な欧米人（年齢20〜70歳，身長151 cm〜）を対象としたスタディに基づきBEEが算出されます．小柄な日本人，特に高齢者では実際よりも10〜15％程度（200〜800 kcal/日）の過剰な必要エネルギー量が算出されることが示唆されています[4]．体重がどんどん増えてこないか定期的に評価をしていきましょう．

2) 食事摂取量の把握が体重減少を防ぐ第一歩

嚥下障害をきたした患者さんは，摂食嚥下訓練を開始し，経口摂取が可

表4 ● 基礎エネルギー消費量（BEE）と必要エネルギー量の算出

基礎エネルギー消費量（BEE）の算出（Harris-Benedictの式）
男性：66.5 ＋ 13.75W ＋ 5.00H － 6.76A 女性：655.1 ＋ 9.56W ＋ 1.85H － 4.68A [W：体重（kg）　H：身長（cm）　A：年齢]
1日の必要エネルギー量（kcal/日）の算出
必要エネルギー量＝BEE×活動係数（**表5**）×損傷係数（**表6**）

表5 ● 活動因子と活動係数

活動因子	活動係数
寝たきり（意識低下状態）	1.0
寝たきり（覚醒状態）	1.1
ベッド上安静	1.2
ベッド外活動	1.3〜1.4
一般職業従事者	1.5〜1.7

表6 ● 損傷因子と損傷係数（ストレス係数）

損傷因子	損傷係数（ストレス係数）
飢餓状態	0.6〜0.9
術後（合併なし）	1.0
小手術	1.2
中等度手術	1.2〜1.4
大手術	1.3〜1.5
長管骨骨折	1.1〜1.3
多発外傷	1.4
腹膜炎・敗血症	1.2〜1.4
重症感染症	1.5〜1.6
熱傷	1.2〜2.0
60％熱傷	2.0
発熱（1℃ごと）	＋0.1

　能な場合は安全性を考慮した嚥下調整食が選択されます．実際に患者さんがどれくらい食べて，どんなものをどれくらい残しているか，きちんと把握していますか．

　嚥下調整食は，安全性を一番に考慮した食事内容となっており，全部食

べることができたとしても，残念ながら十分な栄養量でないことがあります．また摂食嚥下訓練の実施により，喪失した嚥下筋を回復させるためのエネルギー付加も必要になることを考えると，容易に必要エネルギー量を下回り，長く続けば体重減少を助長してしまいます．嚥下調整食が出ている患者さんは特に摂取量に注目し，経腸栄養で補う，または経口から栄養補助食品を付けるなど，栄養が不足しないような工夫をしていきましょう．回復過程のなかで，リハビリが進まない原因が栄養不足ということは避けたいものです．

　栄養療法において必要エネルギー量の推計は，基本となる重要項目です．本項でお示しした体重に関する項目も必ず定期的なモニタリングを行いましょう．ぜひ，退院時に入院前の体重を下回る患者を出さないぞ！という信念をもって日々の診療にあたってください．

◆ 文献

1) 岩佐正人：5. 栄養スクリーニングのキーワード．第1章 栄養不良とその結果，「キーワードでわかる臨床栄養」（大熊利忠，金谷節子/編），pp42-48，羊土社，2011
2) 日本肥満学会：肥満症診断基準2011．肥満研究，17（臨）：50，2011
3) 厚生労働省：日本人の食事摂取基準2015年版．http://www.mhlw.go.jp/bunya/kenkou/syokuji_kijyun.html
4) B. 身体測定方法．II 栄養評価，「静脈経腸栄養ハンドブック」（日本静脈経腸栄養学会/編），pp112-120，南江堂，2011
5) F. エネルギー代謝とエネルギー必要量．II 栄養評価，「静脈経腸栄養ハンドブック」（日本静脈経腸栄養学会/編），pp146-152，南江堂，2011

〈猿田加奈子〉

第4章 Q&A こんなときどうする？

Q12 薬が内服できません

Answer

- 同じ成分の薬剤で，使用可能な剤型（坐薬や貼付剤）はないか検討します
- 錠剤の服用回数や大きさ，薬の形状を変更するなど，より内服しやすい方法を選択します
- 服薬補助ゼリーの使用や簡易懸濁法などの特殊な方法も検討します

以上の順で考えましょう．

1 薬剤の選択

　嚥下障害がある患者さんでも，薬剤の内服は避けられません．処方された錠剤が内服しにくい場合には，薬効や適応を考慮したうえで，次の方法で薬剤投与を検討してみましょう．

1）外用剤（貼付剤・坐剤・吸入剤）に変更する

　内服が困難で，貼付剤・坐剤・吸入剤に同効薬がある場合，外用剤に変更するのは最も簡単で，すぐに思いつく方法です．どうしても内服ができない患者さんでも根本的に解決できます．しかし，**内服薬と外用剤では吸収速度や力価に違いがあります**．例えばモルヒネでは，表1にある通り力価が大きく変わります．また，一般的に坐剤の挿入や吸入器の使用方法などは，患者さんや家族がその手技を習得できない場合があります．加えて，

表1 ● モルヒネ力価・計算表

投与経路	静脈・皮下投与	経口投与	直腸内投与
力価	2～3	1	1.5
等価量（経口投与を30 mgとした場合）	10～15 mg	30 mg	20 mg

内服とは異なり貼付剤の貼りっぱなしなどの問題もあります．

2) 服用回数の少ない薬剤を選択する

　同じ薬効で，適応が同じならば，服用回数が少ない方が患者さんの負担も少なくなります．1～2回の服用回数の違いでも，嚥下障害の患者さんには大きな違いになります．用法用量は添付文書や医薬品集で確認しましょう．

3) 大きな錠剤は避ける

　錠剤の大きさにより，服用のしやすさは大きく変化します．つまみやすく，内服しやすい錠剤の大きさを選択します．三浦らは6 mm大の錠剤が内服しやすいと報告しています[1]．ただしこの報告は，見た目で飲み込みやすさを被験者に判定してもらっただけで，本当に内服させて検討していません．嚥下造影検査等で実際に飲み込みやすい大きさを検討した報告は私の知る限り過去にはありません．危険も伴うので，そのような試験はなかなか行えないのです．必ずしも小さい錠剤がよいわけではありませんが，大きな錠剤はなるべく避けましょう（**図1**）．

4) ドライシロップや口腔内崩壊錠に変更する

　ドライシロップや口腔内崩壊錠は，口の中ですぐに溶けるので，嚥下障害が軽症な患者さんや小児では有効です．口腔内崩壊錠は，薬剤名の末尾に"OD"とついています．そのほかの特性についても薬剤名末尾の略語から知ることができます．（**表2**）．

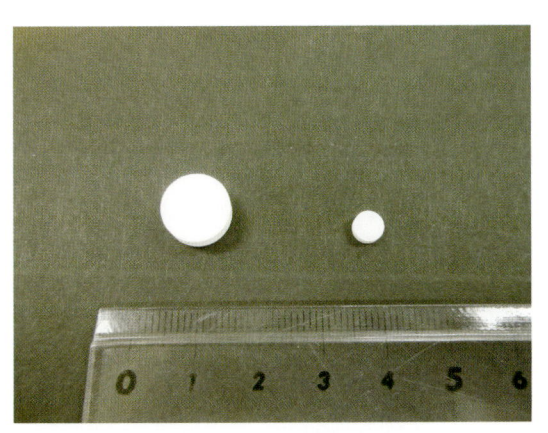

図1 ● 大きい錠剤と小さい錠剤の代表例

表2 ● 口腔内崩壊錠の接尾語とその意味

接尾語	意味
D	disintegrating（崩壊）
ES	easy to swallow（容易にのみこめる）
M	molded tablets（湿製錠）
OD	orally disintegrating（口腔内崩壊）
レディタブ錠	rapidly disintegrating tablets（速崩壊錠）
RM	rapidly melt（速溶）
RPD	rapid disintegranting（速崩壊）

ただし，馬木らは，**嚥下障害例においては錠剤よりも口腔内崩壊錠では咽頭残留が多く，必ずしも有用とはいえない**と報告しています[2]．つまり，重度の嚥下障害例では，嚥下に時間がかかる間に口腔内崩壊錠がその吸湿性から崩壊し，口腔や咽頭にへばりついてしまうので，注意が必要です．

5）錠剤またはカプセル剤を粉砕する

錠剤では内服できなくても，散剤ならば内服できる患者さんもいます．ただし，口腔相や咽頭相で問題がある場合では散剤での投与は適しません．なお，錠剤から散剤に変更する場合，散剤があればよいのですが，錠剤やカプセル剤を粉砕する場合には，その製剤の特徴を知っておく必要があります．**徐放剤（薬剤名の末尾がCRやL）は徐放の効果が失われ，血中濃度が急激に上昇してしまうため，粉砕はできません**．また，エビプロスタット®配合錠DBなど腸溶性のために粉砕ができない薬剤もあれば，クレストール®錠など吸湿性の点から，粉砕できない薬剤もあります．なかには，味・におい・刺激感など感覚器官に影響を及ぼす薬剤もあります．例えば，サンリズム®カプセルは苦み，舌の麻痺，食道潰瘍の恐れがあり，カプセルをあけることはできません．薬学的に粉砕が可能な薬剤か，カプセルの開封が可能な薬剤かを調べたうえで行いましょう．各薬剤の添付文書やインタビューフォームは医薬品医療機器総合機構（PMDA）のホームページ[3]などで確認できますが，カプセルの開封や粉砕情報の詳細は薬剤部に問い合わせるのが確実です．

6）ゼリー剤に変更する

最近では薬剤自体が内服しやすいゼリー状になっている製品が増えてい

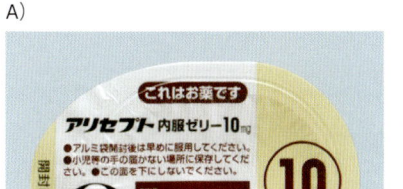

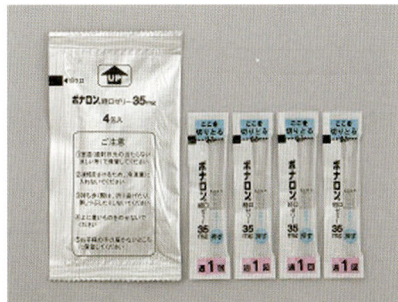

図2 ● アリセプト® 内服ゼリー（A）とボナロン® 経口ゼリー（B）
（Aは2015年7月2日エーザイホームページより転載，Bは帝人ファーマホームページより転載）

ます．ゼリー剤にはアリセプト® 内服ゼリーのようなポーションタイプとボナロン® 経口ゼリーのようなスティックタイプがあります．いずれも嚥下しやすい剤型ですが，ポーションタイプはかさばるので持ち運びに多少不向きです（図2）．

2 内服方法の工夫

内服できる薬剤が決定したら，同時に内服方法も工夫しましょう．内服方法は薬剤選定のときと同様，薬剤の効果を消失させてしまっては意味がありません．薬学的に判断したうえで，最良の内服方法を選択してください．

1）オブラートに包む

オブラートが何でできているかご存じですか？ オブラートは一般的に，デンプンを糊化させたものを急速に乾燥させて作られます．お菓子用のオブラートは40μm前後ですが，薬用オブラートはそれよりも薄く20μm前後になっています．オブラートに包み，薬剤のもつ独特な味や香りを閉じ込めてかたまりとすることで，内服が可能になることもあります．しかし，注意点もあります．例えば苦みがあるゲンチアナ，芳香性をもつケイヒやウイキョウ，辛味のあるショウキョウなどの健胃生薬剤は，その味が消化液の分泌を促します．これらの薬剤をオブラートに包んでしまうと，味や香りによる薬剤本来の働きができなくなってしまいます．これらの成

錠剤を縦にゼリーにさす
スライスゼリー

錠剤が残留しやすい内服方法
横に入れる

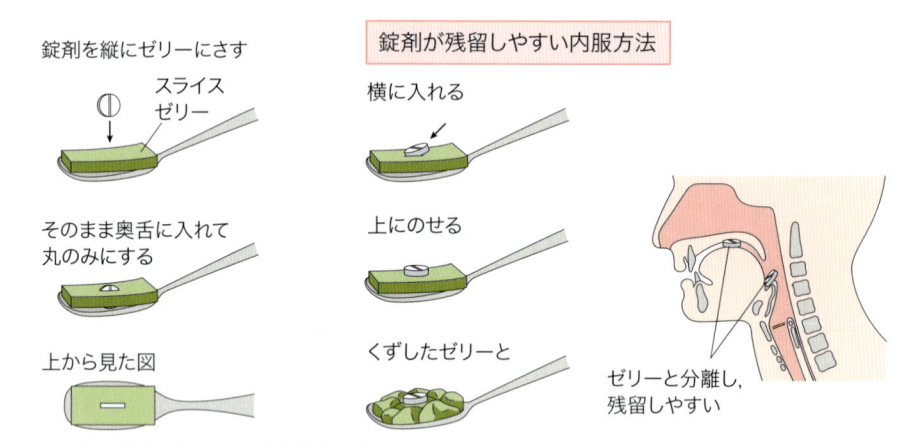

そのまま奥舌に入れて丸のみにする

上にのせる

上から見た図

くずしたゼリーと

ゼリーと分離し，残留しやすい

図3 ● 錠剤をゼリーに埋め込む方法
（文献4を参照して作成）

分は漢方に入っているので，注意してください．

2）薬を飲む際の水にも注意

薬の問題だけではなく，一緒に飲む水に問題ある場合もあります．水が原因でむせてしまう場合は，増粘剤を用いて水にとろみをつけましょう．

3）嚥下しやすい食べ物で内服する

ゼリーやプリンなど嚥下しやすい食べ物と一緒に内服することもお勧めです．市販されているゼリーやプリンを用いてもよいですし，薬の内服のために作成された**服薬補助ゼリー**を使用しても結構です．ただし，特に嚥下障害が強い例では，服薬補助ゼリーのようなクラッシュゼリーはむせてしまい，スライスゼリーしか飲めないことがあります．そのような例では，**図3**のようにスライスゼリーに錠剤を埋め込む方法があります[4]．スライスゼリーをかまずに丸飲みできる例では確実な方法です．ただし，ビスホスホネート製剤のような空腹時投与の薬剤では，薬効に影響を与えてしまう場合があり使用できません．

4）簡易懸濁法を利用する

簡易懸濁法は，錠剤やカプセルを粉砕・開封せず，55℃の温湯で崩壊・懸濁させて，経管的に投与する方法です．当初は錠剤を経管投与するた

に開発された方法ですが，最近は内服時にも応用されています．つまり，簡易懸濁法で崩壊させた薬剤の懸濁液にとろみ（増粘剤）をつけて内服してもらいます[5]．ドライシロップや口腔内崩壊錠は水で溶解しやすいため，簡易懸濁法に向いていますが，簡易懸濁法に適応しない錠剤や散剤もあります．簡易懸濁法を利用する方法は今後も広まっていくと思われますが，内服薬と増粘剤の組み合わせによっては沈殿してしまうことがあるので注意してください．

◆ 文献

1) 三浦宏子，苅安 誠：錠剤の大きさが虚弱高齢者の服用に与える影響－服薬模擬調査による検討－．日本老年医学会雑誌，44：627-633，2007
2) 馬木良文，他：口腔内崩壊錠は摂食・嚥下障害患者にとって内服しやすい剤形か？．臨床神経学，49：90-95，2009
3) 独立行政法人 医薬品医療機器総合機構　添付文書情報メニュー：http://www.info.pmda.go.jp/psearch/html/menu_tenpu_base.html（2015年6月1日閲覧）
4) 「嚥下障害ポケットマニュアル 第3版」（聖隷嚥下チーム／執筆），p109，医歯薬出版，2011
5) 藤島一郎，倉田なおみ：2.投与法の工夫．「内服薬 経管投与ハンドブック 第3版」，じほう，2015

〈大塚淳一〉

Dr.谷口の ワンポイントアドバイス

私は以前から内服した錠剤が喉にひっかかる感じがしていました．そこでバリウムの錠剤を作製し，自ら嚥下造影検査で確認をすることにしました．すると食道入口部に錠剤が残留しているではないですか．やはり錠剤は嚥下しにくい形状なのですね．それからはたくさんの水で錠剤を飲むようにしています．

第4章 Q&A こんなときどうする？

Q13 胃管がよく詰まります．栄養剤のせいでしょうか？

Answer

栄養剤だけではなく，薬剤が原因の可能性もあります．管の閉塞がなく安全に投与できる薬剤か，もう一度，投与薬剤を見直しましょう．カテーテルの老朽化など，薬剤以外の要因も検討してください．

1 薬剤の見直し

疎水性で完全に懸濁しない薬剤や，トウモロコシデンプンなど難溶性の賦形剤が添加されている薬剤をそのまま管に注入すると，閉塞の原因となります．管の閉塞を回避し，安全に薬剤の投与を行うためには，投与薬剤が経管投与可能かどうか，1剤1剤調べてから投与を行います．さらに，同じ成分の薬剤でも製剤設計によって溶解性は異なります．**先発品では溶解できたのに，後発品では溶解できなくなった**，あるいはその逆もあります．腸溶性の薬剤や大腸フィルムコートなど，特殊なコーティングが施されている薬剤や，製剤を粉砕することで吸収率や薬効が大幅に減ってしまう薬剤，体内動態の変化がみられる薬剤は，経管投与には適しません．水での溶解の可否や安定性などはインタビューフォームに載っています．医薬品医療機器総合機構（PMDA）のホームページ[1]などで見ることができるので，確認してください．また，『内服薬 経管投与ハンドブック』[2]は，各薬剤を溶解後経管投与できるか掲載しています．

以下に，閉塞を起こしやすい薬剤の具体例とその対策をあげます．

1）溶けない薬剤は他剤に変更

温湯で溶解しようとしても，懸濁もせず塊ができたり，多量の塊のまま残存する場合には，経管投与向きの薬剤ではありません．錠剤ならば，まずは粉砕するか散剤に変更してみてください（図1）．ただし，**散剤だから**

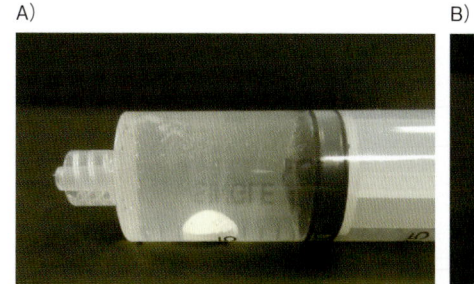

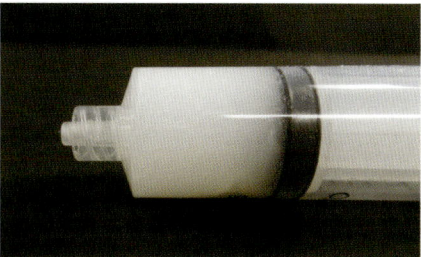

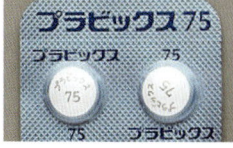

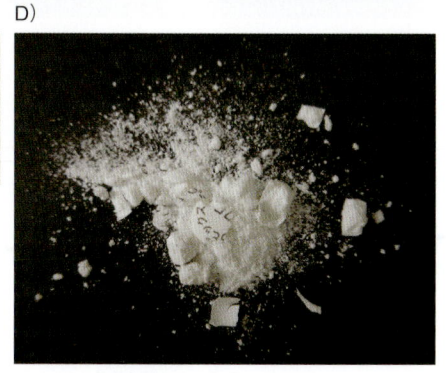

図1●溶けない錠剤：プラビックス®錠
A) フィルムコーティングされているため，55℃の温湯に入れても完全には溶解しない
B) 粉砕し，10分間放置すると，コーティング部分を除けば経管投与可能となる
C) プラビックス®錠（サノフィホームページより転載）
D) 粉砕したプラビックス®錠

といって必ず溶解するわけではありません（図2）．溶解しない場合には，同じ薬効・適応で経管投与可能な薬剤に変更してください．

2）剤型の変更

さて，錠剤と散剤はどちらが溶けやすいでしょうか？ 散剤の方が溶けやすそうですよね．じつは，**必ずしも散剤の方が錠剤よりも溶解しやすいわけではありません**．例えばマグミット®錠の溶解後の粒子径は，酸化マグネシウムの散剤を溶解した後の粒子径よりも小さいため，経管投与にはマグミット®錠の方が適しています（図3）．**酸化マグネシウムはチューブ閉塞原因の要注意薬剤**です．錠剤と散剤がある薬剤の場合，どちらが経管投与に適しているか，それとも両剤型とも適していないかを，添付文書，インタビューフォーム，『内服薬 経管投与ハンドブック』から判断します．ポ

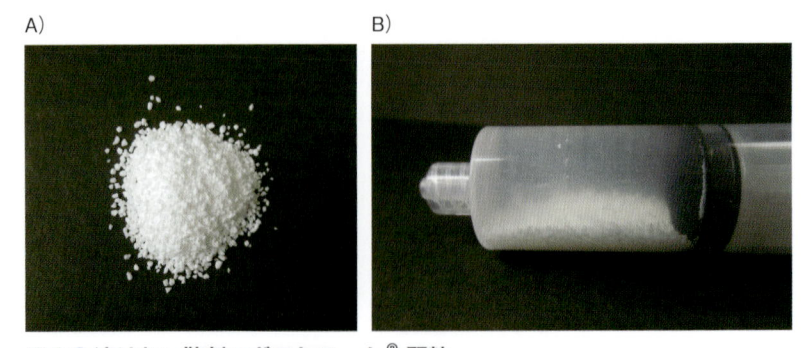

図2● 溶けない散剤：ガストローム®顆粒
A) ガストローム®顆粒, B) 多量の塊のまま残存し, 溶解しない

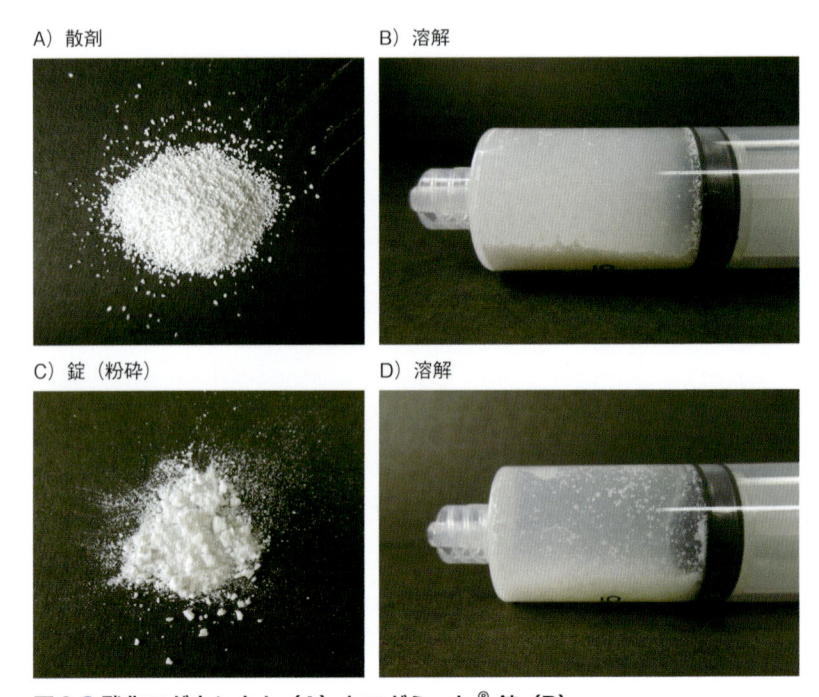

図3● 酸化マグネシウム（A）とマグミット®錠（B）
酸化マグネシウムは粒子が大きく（A）全体的に沈む（B）. マグミット®錠は粉砕後に溶解すると一部が浮いた（D）. 一見, 両者には差がないようだが, 前者ではチューブ閉塞が起こる

　　イントは管を閉塞しないサイズまで溶解するか, 溶解させても体内動態が変化しないかです.

A）溶解前　　　　　　　　　　　B）10分後

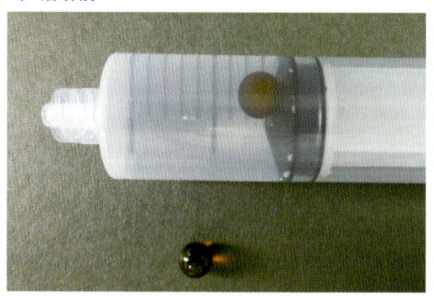

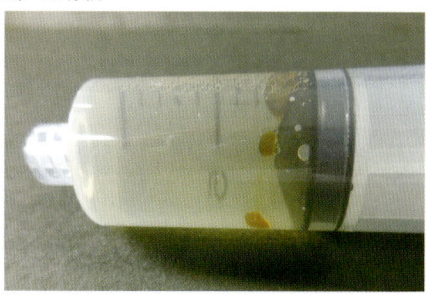

図4● エディロール® カプセル
A）溶解前でカプセル剤がそのままシリンジに付着している
B）時間をおくと，外皮だけシリンジに付着する．この油膜をそのまま注入すると，チューブが閉塞しうる

3）軟カプセルに要注意

　　軟カプセル自体の油膜が投与チューブに付着して，閉塞することがあります．溶解用シリンジで軟カプセルが溶けているか，よく確認してください（図4）．時間の経過につれ溶解するようであれば，きちんと溶解してから投与します．

4）マクロゴールは冷めると危険！

　　錠剤の表面を平滑にするコーティング剤として，マクロゴールという添加物があります．マクロゴールにも何種類かありますが，凝固点が約6℃のマクロゴール400，約60℃のマクロゴール20000などがあります．マクロゴールを含有する薬剤を凝固点より高い温度で溶解すると，一度は溶解します．しかし，水温が下がった際に再び塊となり，管の閉塞につながります（図5）．薬ではないですがイメージはクリオグロブリン血症と同じですね．マクロゴール含有の薬剤では，温湯を使用せず，多めの常温水でゆっくり溶解しましょう．

5）粘性に注意

　　薬剤を溶解した際に粘性がでたり，再分散性が悪く，太い管でないと閉塞したり，投与後に多めの水を流す必要がある薬剤があります．例えば，脂溶性ビタミンであるグラケー®は油状の成分が水の表面に浮き，粘性の泥状物となります．よって，投与後は十分な水でチューブ内を流す必要があります（図6）．ただし，一部の粘性の高い泥状物は投与できません．

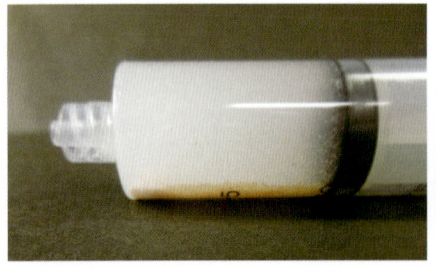

A）15℃の水で溶解　　　　　　　B）55℃の水で溶解

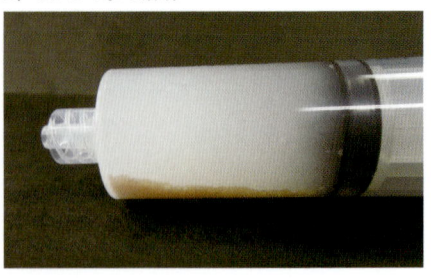

図5● ランソプラゾールOD錠
マクロゴール6000（凝固点56〜61℃）を含有する
A）タラコ状の粒が残存するが，多めの水でフラッシュすれば投与可能
B）白濁が強くなる．水温が下がると塊となり，管の閉塞につながる．底にはタラコ状の粒が残存する

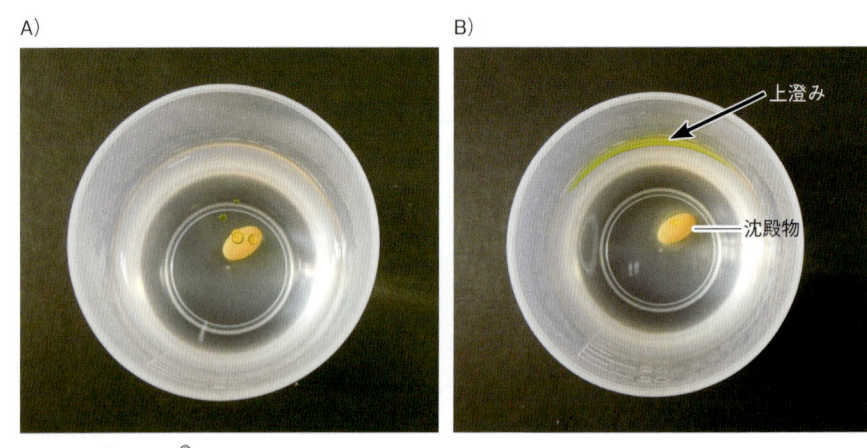

A）　　　　　　　　　　　　　　B）　　　　　　　　　　　　上澄み

沈殿物

図6● グラケー®
55℃の水で溶解すると油状の成分が浮いてくる（A）．その後10分が経過すると，オレンジ色の成分が泥状となり，上澄みの黄色の成分（→）は十分な水で投与可能だが，沈殿物は投与できない（B）

2　胃管を詰まらせないためのケアと予防

　胃管が頻回に詰まってしまう場合，適切な薬剤を選択することも大事ですが，経管投与を行う前の準備や投与後の管のケアにも注意しましょう．**特に経管投与後には，十分な白湯を管に流してください．**

1）胃管に薬剤を流す前の事前準備

　薬剤を経管投与する前に，溶解したはずの薬剤が塊になっていないか，

大きな沈殿物がないか目視します．また，**注射器など薬剤を溶解した容器の先端が，胃管と同じ細さのものを使用する**ことで，塊によって胃管が詰まることを防止できます．注入容器の先端が細ければ，胃管ではなく，注入容器の先端で詰まります．

2）胃管の交換時期

胃管自体が老朽化すると，詰まりの原因となります．胃瘻カテーテルでは，バンパー型は4～6カ月，バルーン型は1～2カ月が目安とされています．ただし，当院では閉塞しやすい薬剤に注意して，投与方法をきちんと指導することで，12カ月は交換せずにすんでいます．経鼻胃管は，閉塞しなくても周囲が汚染されるので，1～2週ごとに交換します．よって，老朽化による閉塞はあまり問題にはなりません．経鼻胃管はサイズが問題になりますが，適切なサイズについては**第4章Q4**を参照してください．

3）胃管のメンテナンス

胃管を長く使用することで，栄養剤により管の内腔が汚れ，詰まりの原因になります．十分な白湯を流すだけではなく，食用酢で清掃することがあります．ただし，薄めずに高濃度の酢酸を使用したことで小腸壊死から死亡した事例も発生しています．しっかりと希釈してから施行してください．

また，タンパク質を主体とする栄養剤を投与した後には，ベリチーム®顆粒などタンパク分解酵素を含む薬剤を経管投与し，詰まりの発生を予防する方法[2]もあります．ただし，ベリチーム®顆粒自体が経管投与に不適なため，溶解後，胃溶性の上澄み液のみを使用するなどの工夫が必要です．よって，当院ではほとんど用いていません．

◆ 文献

1) 独立行政法人 医薬品医療機器総合機構　添付文書情報メニュー：http://www.info.pmda.go.jp/psearch/html/menu_tenpu_base.html（2015年6月1日閲覧）
2) 倉田なおみ：2. 投与法の工夫．「内服薬 経管投与ハンドブック 第3版」（藤島一郎/監修，倉田なおみ/編），じほう，2015

〈大塚淳一〉

第 4 章　Q&A　こんなときどうする？

Q14 看護師さん，私の入院患者の指示簿は十分ですか？

Answer

患者さんの状態に合わせて，具体的に食事や内服薬の指示をもらえると助かります．入院中だけでなく，退院後のことも一緒に考えてください．

解説

この項では，患者さんの入院〜退院までの流れに沿って看護師が困る医師からの指示を具体的にあげていきます．

看護師とよく話し合って，患者さんの状態に合わせた指示をいただけると助かります．

1　内服方法の指示を明確に！

「嚥下障害で食止め」の患者さんに「内服時のみ飲水可」の指示が出ています．

看護師 先生，飲水不可の指示なのに，薬は水で飲んでいいんですか？
医師 少しの水なら大丈夫でしょう…．
看護師 でも，この患者さん，水でむせるんですよ．
医師 じゃあ，とろみの水で飲ませてよ．
看護師 わかりました．では先生，どのくらいのとろみにします？
医師 わかんないから，適当でいいよ．

こんな場面が，臨床では日常的にみられます．先生，まずは患者さんの嚥下の状態をぜひ観察してください．

1） 少しの水でも誤嚥は起こります

水などの液体は咽頭に素早く流入するため，摂食嚥下障害の患者さんには一番むせやすい形態です．少量の水でも誤嚥は起こります．特に絶飲食

中の患者さんの口腔内は乾燥しており，口腔内細菌が増殖しています．このため，**口腔内細菌を水と一緒に誤嚥すれば，誤嚥性肺炎が起こります**．

2）とろみの度合いも決めましょう

とろみ水は看護師や栄養士が作成します．作成には，統一した基準が必要です．

とろみの濃度は嚥下造影検査を行い，どの濃度が最も誤嚥しにくいか確認して決定することが理想です．しかし，嚥下造影のための設備が整っていない施設などでは，とろみ水は**スプーンからとろとろと流れ落ちる濃度（中間のとろみ）**を目安とします（詳しくは，**第3章6**を参照してください）．

とろみが濃すぎるとベタつきが増し，咽頭の粘膜に付着し，逆に飲み込みにくい物性になってしまいます．濃度が濃いと味も美味しくなくなるため，患者さんが水分摂取を拒否することにもつながります．

とろみ水での患者さんの嚥下状態を看護師と一緒に確認していただき，内服薬が服用可能か確認してください．また，内服薬の調整も検討しましょう．詳細については後述します．

3）内服薬の数や形状を確認しましょう

さらに，知っておいてほしいのは薬の形状や種類です．処方した薬がどのような大きさなのか，液体・粉末・錠剤・カプセルなどどのような形状なのか，これらをどのように服用するか観察してください．前述したように薬を飲む際にも誤嚥は起こります．形状を変更することはできないか（点滴，粉末，徐放剤など）を薬剤師が助言してくれます．医師，薬剤師，看護師，言語聴覚士など多職種で知恵を出し合い，患者さんにとって最善な内服薬投与を目指しましょう．

2 「流動食」と「嚥下調整食」は適応が異なります

流動食：食物を流動物にした食事．咀嚼しなくても摂取できる．
嚥下調整食：嚥下機能に合わせて形態を調整した食事（**第3章6**を参照）．

「流動食」も「嚥下調整食」も見た目は同じように見えるかもしれませんが，目的が異なります．特に主食の形態に違いがあります．液体の成分の多い重湯は嚥下障害のある患者さんには不適です．「嚥下調整食」の主食は水分が少なく離水しにくい粥ゼリーや全粥になります．詳細は**第3章6**を

参照してください．

それぞれの特徴を理解して，食事処方をお願いします．

③ 「嚥下調整食」の段階を上げる基準とは？

　嚥下調整食の段階（形態）によって，エネルギー量が異なります．このため，エネルギーが充足されていない場合は不足分を補助食品や静脈栄養で補いましょう．経口摂取には体力が必要です．

　患者さんの摂取状況には，日内変動（覚醒状態により変動することが多い）や日差変動（毎日調子がよいわけではない，日による変動）があります．このような日内変動や日差変動を考慮するために，当院では嚥下調整食の段階を上げていく基準を，「**食事を30分以内に7割程度摂取でき，さらに3食摂取を3〜7日間できた場合**」としています．

　食事の段階を上げるタイミングでは，誤嚥性肺炎の有無の確認のため客観的データとして採血を実施してください．

　また，発熱，痰の量の増加などの症状が出現した場合にも採血を実施してください．

　上記のことを考慮せず，嚥下調整食の形態を上げていくと，本来の嚥下能力や咀嚼能力に合わない食事を提供しかねません．個々の患者さんに合わせたアセスメントを行いましょう．

④ 「退院時」や「転院時」に配慮すべきこと

　栄養剤には「医薬品」「食品」の2種類があります．
医薬品：処方できるので，薬価のため医療保険が適用される．
食品：食事とみなされるので，患者さん自身で購入する（**第4章Q10参照**）．
　退院後も栄養管理を継続するために**経済的な視点へも配慮が必要**です．

◆ 1日必要エネルギーが1,200 kcalの場合

　ラコール®NF（医薬品）
　1袋200 kcal×6袋＝1,200 kcal
　1袋168円×6袋＝1,008円
　1日1,008円×30日（1カ月）＝30,240円
　さらに，

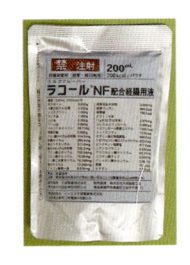

30,240円×保険適用3割負担＝**9,072円**

30,240円×高齢者保険適用1割負担＝**3,024円**

K–5S®（食品）

400 kcal×3パック＝1,200 kcal

1パック486円×3＝1,458円

1日1,458円×30日（1カ月）＝**43,740円**

(K–5S®の画像はキユーピー株式会社ホームページより転載)

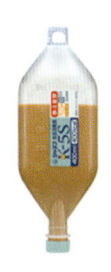

　退院する患者さんが食品の栄養剤を使う場合はあらかじめ退院までに購入しておく必要があります．

　当院で実際に起こった事例ですが，ある患者さんの退院当日，自宅で使用するK–5S®がないことに気づきました．食品であるK–5S®は業者に事前注文しておかないと，退院当日に患者さんの自宅には届きません．また，K–5S®代金の支払いも可能であるか確認していませんでした．そこで，医薬品であるラコール®NFを急遽処方してもらいました．

　経腸栄養剤を使用している患者さんの退院時には，自宅で使用する経腸栄養剤は「食品」か「医薬品」か，**「食品」であれば食費として支払いの継続が可能か，退院時に自宅に届くようになっているか**など，配慮が必要になります．以上のことを患者さん・家族に説明することも忘れないでください．

　また，患者さんが転院する場合は**転院先の施設がどのような栄養剤を採用しているかを確認しましょう**．栄養剤の組成や水分含有量はそれぞれ異なるため，栄養剤が変更されることで患者さんが下痢を起こすことなどが考えられますので注意してください．同じ種類のものがなければ近い組成のものに変更しておきましょう．

〈近藤きよ美〉

第4章 Q&A こんなときどうする？

Q15 リハビリテーション依頼のコツを教えてください

Answer

嚥下機能のスクリーニングテストを行ったうえでご依頼ください．また依頼書にはリハビリテーションの目標設定に必要な情報を記載してください．間接訓練と直接訓練では開始のタイミングが異なりますので，依頼時には検討をしてください．

1 スクリーニングテストは病棟で実施しよう

　　嚥下機能のスクリーニングテストには「反復唾液嚥下テスト」や「改訂水飲みテスト」等簡単に実施できるテストがあります（第2章2を参照）．嚥下機能評価や訓練をしてくださいと依頼を受けたなかには，幸いなことに問題がなかった（改善していた）ということもあります．言語聴覚士（speech-language-hearing therapist：ST）の配置人数によっては，他の患者さんの訓練をお休みし評価に伺います．必要な患者さんに適切なリハビリテーションが提供できるよう，**スクリーニングテストは実施してから依頼をしてください**．

2 指示書や依頼書の記載

　　リハビリテーションのゴール設定は患者さんの状態や環境によって異なります．そのため指示書や依頼書には患者情報の記載をお願いします．
　　疾患名（一過性か進行性か根治しうる疾患なのか），既往歴，治療期間，退院先がわかればその旨も記載してください．
　　例えば脳梗塞患者の場合ですが，回復期病院へ転院するのか，療養型病院へ転院するのか，自宅退院するのかでゴール設定が変わります．
　　回復期病院へ転院する場合はリハビリが継続するので，転院先で最終的なゴール設定をします．しかし療養型病院へ転院する場合は，STによる嚥

下訓練が継続できない場合を考慮してゴール設定をします．経口摂取はできるのか，食形態はどの程度か，摂取方法に工夫が必要か，等をある程度決めるようにします．自宅退院の場合，介護者が高齢であったり，男所帯の場合には，嚥下調整食を作ることができないかもしれません．食形態の検討，配食サービスの手配，体幹角度調整をする場合はリクライニングベッドの導入など環境調整を含めたゴール設定が必要かもしれません．

また変性疾患など進行性疾患の場合には，現在の機能に合わせたゴール設定をするのか，進行により嚥下機能が低下した状態に備えて摂取方法や介助方法を伝えるのか等，患者さんごとに変わります．

今回のリハビリテーションは何をどこまで行うべきか考えられるよう，指示書や依頼書に情報を記載してください．

3 依頼のタイミング

間接訓練から開始するのか，直接訓練から開始するのかでは依頼のタイミングが異なります．間接訓練に関してはよほど全身状態が不安定でない限り早期に開始できます．しかし直接訓練から始める場合は，全身状態がより安定している必要があります．直接訓練の依頼の場合は，特に下記の内容に留意し開始時期を検討してください．

1) 全身状態・呼吸状態が安定していますか？

嚥下リハビリテーションは全身状態，呼吸状態が落ち着いてから始めることが基本です．呼吸状態ですが酸素投与がマスクから必要な状態では，間接訓練であっても始められません．**酸素投与は鼻カニューラに変更してから依頼してください**．

また鼻カニューラからの酸素投与が可能となっても，頻呼吸（24回/分以上）がある場合は実施できないことがあります．嚥下の瞬間は息を止める必要がありますが，頻呼吸だと呼吸と嚥下のタイミングが調整できず，誤嚥のリスクが高まります（**第4章Q5**を参照）．

2) 意識障害は改善していますか？

嚥下訓練において覚醒していることは重要です．**意識はJCS Ⅰ桁以下が基本**です．特に直接訓練の依頼の場合は，JCS Ⅰ桁以下になってから依頼してください．脳血管疾患など早期介入が望まれる場合には，意識障害が

残存していても間接訓練から始めますので依頼を検討してもよいと思います．しかし意識障害が残存している患者さんの依頼が増えた場合，STの配置人数によっては十分に訓練ができない場合もあります．当院ではアイスマッサージ等の間接訓練は病棟看護師にお願いすることが多いです．

3）口腔内が汚れていませんか？

　　直接訓練の依頼があって病棟に行くと，口腔内に痰や唾液が乾燥してこびり付いていたり（痂皮の付着），血餅や舌苔が付着していることがあります．残念ですが，その日は直接訓練ができないかもしれません．口腔内が汚れたまま経口摂取を行うと，誤嚥した際に誤嚥性肺炎発症のリスクを高めます．**訓練の前には口腔ケアをしてください**．口腔内が汚れている場合，口腔ケアの指示も担当部署に出してください．看護師が担当していることが多いと思いますが，歯科が併設されている病院では口腔ケアチームがあるかもしれません（第3章2参照）．

4）気管カニューレはありますか？

　　間接訓練は開始できます．しかし直接訓練を開始するには気管カニューレの形態や患者さんの状態によります．詳しくは**第4章Q2・3**をご参照ください．

5）経鼻胃管が入っていても大丈夫ですか？

　　リハビリテーションの依頼を受けたときに，経鼻胃管は入っていても大丈夫ですか？と質問されます．もちろん入っていても大丈夫です．しかし，嚥下訓練を始めてすぐにすべての栄養を口から食べられるとは限りません．直接訓練開始当初は，経鼻経管栄養と併用して訓練を行っています．ただし，太い経鼻胃管だと嚥下反射時に喉頭蓋の反転を妨げたり，嚥下時痛がでることがあります．**太い場合は8～10 Frに変更してください**．詳しくは**第4章Q4**をご参照ください．

〈若井真紀子〉

第4章 Q&A こんなときどうする？

Q16 退院時の食事指導はどうしたらよいですか？

Answer

退院後の食事については学会分類2013に基づいて栄養指導の指示をしてください．その他にそこまで障害が強くない方の指導も指示をいただければ行います．

1 栄養食事指導での依頼のポイント

1）学会分類2013に基づいて指示

栄養食事指導内容を指示する際の注意点としては，**学会分類2013のコードに従って指示をすると，簡便で間違いがありません**．ただそのなかで個々の嚥下・咀嚼能力に応じて（2-2でもゼリーが特別食べづらいなど），さらに食事についてだけでなく，水分摂取に対するとろみはどの段階が適しているかもあわせて指示してもらうことで統一した栄養食事指導ができます．

2）栄養量の指示

コード3からは，**まず十分な栄養量は取れます**．しかし，コード2では栄養量が足りないことがあります．その際にはカロリーの多い市販品などがありますので追加を検討しましょう．

では逆に，糖尿病や腎不全で栄養量を制限したい場合はどうでしょうか．コード2ならよほど厳しい制限をかける必要がない限り，エネルギーやたんぱく質の栄養量は少ない状態です．**コード3からは，透析患者等に対するカリウム・リン・塩分・水分の制限に注意が必要になります**．

2 軽度の嚥下障害例での指導

学会分類2013までの調整が必要ないが，少し嚥下に不安のある患者さんはどうしたらよいでしょうか．

表● 嚥下に向かない食品

①水分：水，牛乳，茶，ジュースなどの嗜好飲料
②酸味の強いもの：酢の物，柑橘類
③パサつくもの：ゆで卵，焼き魚，ふかした芋類，凍り豆腐
④うまく噛めないもの：かまぼこ，こんにゃく，きのこ類
⑤のどにはりつきやすいもの：餅，焼きのり，わかめ
⑥粒として残りやすいもの：ピーナッツ，大豆，枝豆
⑦繊維の強いもの：ごぼう，ふき

（文献1より引用）

当院では**表**[1]にあげたような食材に注意するよう指導しています．

1）注意が必要な食材：パサつくもの

焼き魚やふかした芋類などはそのまま食べると水分が少なくパサついているため嚥下が難しい料理です．調理する際には魚は煮魚，芋類なども煮物にするなどしてパサつきを予防しましょう．

2）注意が必要な食材：のどにはりつくもの

餅や団子は死亡事故の最上位食品です．焼きのりも口腔内にはりつきそのまま丸ごと嚥下をする危険性があります．嚥下に不安のある方は，食べるのは極力止めましょう．

3）注意が必要な食材：繊維の強いもの

ごぼうや，れんこんなども繊維が多く硬いため咀嚼しきれないことがあり，また繊維が残るため嚥下の際にも注意が必要です．繊維の強いものは調理する際にあらかじめ細かく刻み繊維を切って短くしましょう．調理方法もよく煮込むなど繊維をできるだけ柔らかくしましょう．

見た目では繊維が強くみえない葉物野菜（キャベツ）なども量によっては注意が必要です．ロールキャベツなどは葉ごと使用するため，柔らかく煮ても葉脈や芯がそのまま残っています．出来上がった状態も1個が大きくなりがちなため一口量が多くなり咀嚼・嚥下の難易度が上がります．このような料理を作るときは葉脈を切ったり芯は必ず除去しましょう．

4）注意が必要な食材：ステーキ

嚥下咀嚼に問題ある方でもお肉が好きな方はたくさんいると思います．

その方々が家に帰ってから食べる，お祝いの厚切りステーキに注意です．ステーキは表には特段載せていませんが，そのままではうまく噛めないものと繊維の強いものが合わさっている料理です．また，厚みがあることで咀嚼が格段に難しくなります．さらに脂身や筋があるため口の中で噛みきれないどころか，嚥下の際に引っかかることが多くなります．食べる際にはサイコロステーキのように刻み，脂身は切り落としましょう．

3 市販品を活用しよう

　　　退院後は患者さん自身や家族の方が食事を用意することになります．コードごとの食品の物性などを理解してもらうことは基本となりますが，生活環境などにより調理対応できるかなども考えていく必要があります．日本摂食嚥下リハビリテーション学会の学会分類2013ではその他の区分との対応も表記されています．この対応表記を活用し，それに合う市販の製品を取り入れて生活の質を上げてもらうことも重要です．学会分類2013の嚥下コードとその他の区分との対応は，**第3章6**の学会分類2013（食事）（**表1**）を参照してください．

　　　とろみ調整剤についても現在は色々なメーカーから特色をもったものがたくさん出ています．自宅に帰った際に使用するとろみ調整剤についても何を使うのかを把握し，それぞれに合った使用方法を理解してもらう必要があります．特に注意する点として，使用するとろみ剤によってはダマになってしまったり，使用量に対して希望するとろみ段階がつかないこともあります．例として，当院で使用しているソフティア®はダマになりにくく，溶けやすいことと，食材による使用量があまり変わらないため，簡単に使用ができます．しかし，早くとろみが付いてしまうことから，希望したとろみにならなかった場合にソフティア®を後から追加してもとろみを増すことができません．このように商品によって注意点が色々あるため注意しましょう．

◆ 文献
1)「嚥下障害ポケットマニュアル 第3版」(聖隷嚥下チーム/執筆), p.224, 医歯薬出版, 2011
2)「嚥下食ピラミッドによるレベル別市販食品250 第2版」(栢下 淳/編者), 医歯薬出版, 2013

〈友野義晴〉

Column 4

ディープインパクト：
非常食としてあの栄養剤が！

　ディープインパクトという競走馬もいましたが，今回は競馬ではなく，映画のお話です．皆さんはどんな映画がお好きですか？ SF，アドベンチャー，ラブロマンス，ホラーなど色々なジャンルがありますが，私は地球滅亡物（勝手に名付けました）をよく観ます．「アルマゲドン」「インデペンデンス・デイ」「デイ・アフター・トゥモロー」などのいわゆるパニック映画です．

　「ディープインパクト」は1998年に公開された地球滅亡物です．彗星が地球に衝突し，大津波が人々を襲います．彗星が接近していることは予知されていたので，一部の人はシェルターに避難しました．

　来るべき天災に準備をしている場面ですが，私は見逃しませんでした．「エンシュア・リキッド®」が非常食として山積みになっていたのです！ たしかに経管栄養剤はカロリー，水分，栄養バランスの点で申し分ないですよね．

　ところで，この話をエンシュア・リキッド®の販売元であるアボット・ジャパンに確認したところ，ご存じありませんでした．MRさんは親切にアメリカまで確認してくれましたが，アボットは映画のスポンサーではなかったようです．そうすると映画の製作者が自分たちで考えてエンシュア・リキッド®を用意したのですね．さすがです．

（谷口　洋）

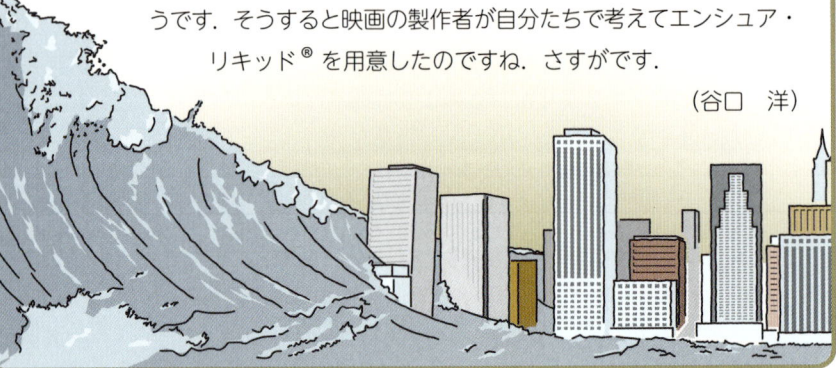

第 5 章

嚥下障害を引き起こす代表的な疾患と対処法

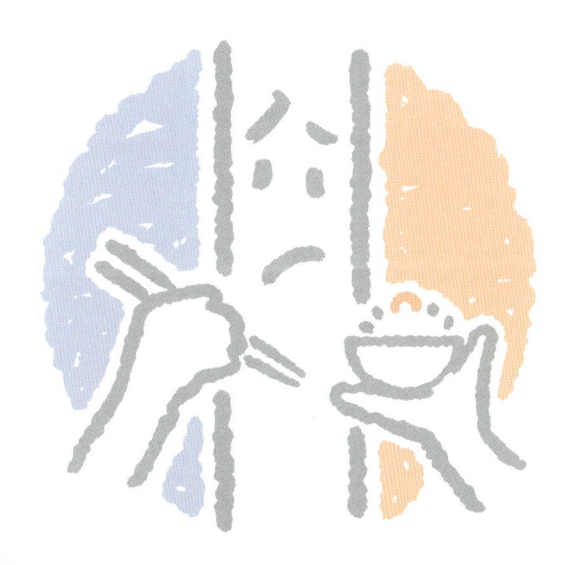

第5章 嚥下障害を引き起こす代表的な疾患と対処法

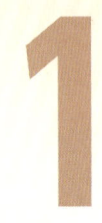

1 脳梗塞

> **Point**
> - 梗塞巣の部位と大きさで症状が異なる．経過が早く病期に合わせて治療する
> - テント上の両側性病変では偽性球麻痺を呈することがある．口腔準備期や口腔期の障害が多く，食形態の調節を考慮する．嚥下反射のタイミングのズレから，水でむせることも多い
> - 延髄外側梗塞では球麻痺を呈し，嚥下障害が重篤化したり遷延化したりする．咽喉頭麻痺の左右差や食道入口部開大不全が特徴である．頸部回旋や側臥位の体位調節やバルーン訓練で対応する

　嚥下障害をきたす疾患は数多くありますが，そのなかで皆さんが最も診る機会が多い原因疾患は脳梗塞でしょう．本項では脳梗塞の疾患の概要，嚥下障害の特徴，嚥下障害への対処法について解説します．

1 疾患の概要

　脳梗塞は主に心房細動が原因の**脳塞栓症**，動脈硬化が主体の**アテローム血栓性梗塞**，高血圧の関与が強い**ラクナ梗塞**に大別されます．脳塞栓症は比較的大きな梗塞をきたす，アテローム血栓性梗塞は大脳皮質を含むことが多い，ラクナ梗塞は基底核等の穿通枝領域に起こる等の特徴があります．脳梗塞ではこれらの病型分類を行って治療方針を選択することと，病巣部位と症状の関連を把握することがポイントです．

　脳梗塞の特徴はまず**経過が早い**ことです．病状の変化や治療を時間から日の単位で捉えていかなければなりません．特に血栓溶解療法（rt–PA静注療法）は発症から4, 5時間内に施行しなければならず，治療が間に合うかどうか毎回ドキドキします．

　もう1つ忘れてはいけない特徴は，症状が「**意外と改善する**」ことです．

もちろん梗塞巣の部位や大きさによっては重篤な後遺症が残りますが，一般の方々や研修医や専門医以外の皆さんが考えているよりも，症状がよくなることが多いです．入院時にJCS Ⅲ桁の意識障害だったが改善して会話ができるようになる，完全麻痺だった患者さんが歩けるようになる，ということは決して珍しくありません．

2 嚥下障害の特徴

脳梗塞の症状は病巣部位により大きく異なります．嚥下障害も同様であり，脳梗塞の嚥下障害は部位により症状や予後が変わってきます．テント上梗塞による偽性球麻痺パターンと延髄外側梗塞〔ワレンベルグ（Wallenberg）症候群〕による球麻痺パターンに大別して，考えてみてください．

1）テント上梗塞（偽性球麻痺パターン）

①両側性病変と偽性球麻痺

テント上梗塞は片側性より両側性で嚥下障害をきたすことが多いです．両側性病変では時に嚥下障害が重篤化したり，遷延化したりします．両側性病変は新規病変＋新規病変のこともありますが，陳旧性病変＋新規病変のこともあります．最初の脳梗塞で軽度の嚥下障害を呈して回復したが，反対側に再梗塞を起こして経口摂取ができなくなってしまう，いわば「合わせ技一本」のような経過はしばしば経験します．

大脳の（中脳や橋でも同じですが）両側性病変では通常，**偽性球麻痺**を呈します．その特徴として**口腔準備期と口腔期の障害**があげられます．咀嚼運動が悪く食塊形成ができない，いつまでも咀嚼して飲み込もうとしない，口腔内に残留を認める等の症状を呈します．また，口腔内の食塊を保持できず，口唇からこぼしたり，早期咽頭流入をきたしたりすることもあります．

口腔相から咽頭相にかけての相（食塊の動き）と期（嚥下にまつわる器官の動き）の「ずれ」も偽性球麻痺の特徴です．延髄の機能は保たれているので嚥下反射は残っています．しかし，嚥下反射のタイミングが遅れたり，口腔期との連結が悪かったりすることで誤嚥や咽頭残留を呈することがあります．例えば脊髄の排尿中枢が保たれていれば，ある程度の排尿は

できます.しかし,大脳や脳幹の障害があると十分にコントロールできず,失禁や残尿を呈します.これと似たような病態と考えてください.

②片側性病変(大脳の嚥下への関与)

近年,嚥下に対する大脳の制御機構についてfunctional MRIやPET等の脳機能画像検査による研究が盛んになっています.嚥下時に中心前回,帯状回,島回,下頭頂小葉が賦活化されるとされていますが(図1)[1],各部位の役割や神経経路は未だに明確ではありません.また,これらの部位が障害されたときの嚥下障害についても不明な点が多く,今後の検討が必要です.

片側の大脳梗塞における病巣部位と嚥下障害の関連については,以前から検討されていますが,特定の病巣部位と嚥下障害の関連を証明できたも

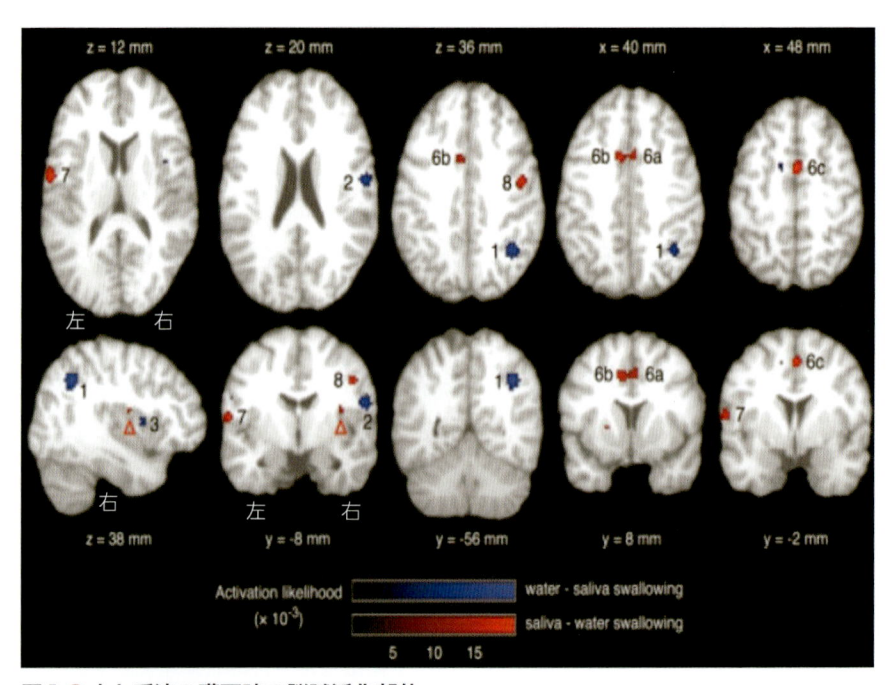

図1● 水と唾液の嚥下時の脳賦活化部位
水の嚥下でより賦活化される部位:青で表示
 1. 右下頭頂小葉 2. 右中心後回 3. 右島回
唾液の嚥下でより賦活化される部位:赤で表示
 6a. 右帯状回 6b. 左帯状回 6c. 右中前頭回 7. 左中心前回 8. 右中心前回 △. 右島回
(文献1より転載)

のはわずかしかありません．その理由は大脳による嚥下の制御機構が複雑なことはさることながら，嚥下障害の評価時期や評価法，あるいは病巣部位の評価法や関心領域（region of interest：ROI）の取り方の難しさによると思われます．少数例での検討ですがMRIで評価したところ，**内包だけが有意に嚥下障害と相関**したとの報告があります[2]．

前述のように**片側性病変も嚥下障害を呈することがありますが，多くは一過性**であり改善してしまいます．Barerは片側のテント上梗塞357例を検討し，発症直後は29％に嚥下障害を認めたが，1カ月後は2％で6カ月後は0.4％のみであったと報告しました．言語障害，顔面麻痺と嚥下障害は強く相関したが，病巣の左右での違いはありませんでした[3]．

2）延髄外側梗塞（球麻痺パターン）

①歩ける球麻痺

延髄外側梗塞は全脳梗塞のうち10％に満たない頻度ですが，**重篤な嚥下障害**を呈することを忘れてはいけません．時に嚥下障害以外の症状に乏しく，見逃されてしまうこともあります．偽性球麻痺の患者さんは片麻痺や四肢麻痺も呈することが多いです．一方，延髄外側梗塞では麻痺がなくて歩行が可能なのに，重度の嚥下障害を呈することがあり，「**歩ける球麻痺**」「**歩ける嚥下障害**」と呼ばれることがあります．

突然発症の嚥下障害で唾液も飲めずにティッシュペーパーにツバを吐き出している患者さんを診たら，何はともあれ延髄外側梗塞を疑ってください．

②延髄と嚥下機能

延髄には**疑核，孤束核，嚥下の**central pattern generator（CPG）といった嚥下にまつわる重要な構造物が集約されており，延髄外側梗塞では高頻度に嚥下障害を認めます．その頻度はおおむね50〜60％です．嚥下障害は経過とともに改善することが多いですが，しばしば重篤化し，永続する例もあります．

延髄外側梗塞の病巣部位と嚥下障害についていくつかの報告がありますが，Kimは垂直方向の分布では**病巣が延髄の上中部に位置すると嚥下障害が多い**と報告しました[4]．これは延髄下部の疑核は喉頭筋を支配しているが咽頭筋には関与していないことによります．また，水平方向では**側方や**

背側に病巣が限局すると，疑核に病変が及ばないので嚥下障害が少ないとされています[4]．

③嚥下障害の左右差

延髄外側梗塞では疑核の障害により片側の咽喉頭麻痺を認めることがあります．この左右差は摂食条件を設定するうえで重要な意味をもちます．私たちは延髄外側梗塞における食塊の下咽頭への送り込み側と食道入口部の通過側を嚥下造影検査で検討しました．**食道入口部の通過は健側優位**が多かったですが，**下咽頭への送り込みはむしろ病巣側優位**に多く認めました．頸部を正中位で嚥下すると食塊が病巣側の下咽頭に送り込まれて食道入口部を通過できない症例でも，頸部回旋や側臥位を取ることで，食塊が健側の下咽頭に送り込まれて同側の食道入口部を通過する例を多く認めました．よって送り込み側と通過側を配慮して摂食時の体位調節をすべきと報告しました[5]．

④食道入口部開大不全

食道入口部の開大には通常は収縮している輪状咽頭筋の弛緩，喉頭の前上方への挙上や食塊による受動的開大が関与しています．延髄外側梗塞では喉頭挙上不全や咽頭収縮不全により食道入口部開大不全が起こりえますが，なかには輪状咽頭筋の弛緩不全が関与していることがあります．

延髄にある嚥下のCPGには嚥下時に抑制を示すニューロンがあり，輪状咽頭筋の弛緩に関与しています．**延髄外側梗塞ではCPGの障害により輪状咽頭筋弛緩不全を呈する**ことがあると想定されます．

３ 嚥下障害の対処法

脳梗塞は経時的に症状が変化していきますので，その時々に合わせた対応をしましょう．まず，意識障害が強いときは口腔ケア等の間接訓練に留めます．意識障害が改善してきたら直接訓練になりますが，その**目安はJCS Ⅰ桁**になることです．

急性期にまったく食べられない場合でも，亜急性期や慢性期に改善してくることは珍しくありません．諦めずに対応すること，次のリハビリテーション病院につなげることが重要です．

次に具体的な対処法について偽性球麻痺パターンと球麻痺パターンに分けて説明します．

1）偽性球麻痺パターン

①口腔準備期・口腔期の障害

偽性球麻痺では咀嚼運動が障害されたり，口腔から咽頭への送り込みが障害されたりします．その際には**食形態の調整**が有効です．ゼリーやヨーグルトのような半固形物にする，ミキサー食にする等の対応を試みてください．

30〜60°のリクライニング位は**口腔からの送り込みを改善**する効果が期待できます（**図2**）．ただし，食塊の口腔内保持がしづらくなり，早期咽頭流入による誤嚥も起こりうるので注意してください（第3章4を参照）．

②嚥下反射のタイミングのズレ

偽性球麻痺では嚥下反射は保たれているものの，口腔期から咽頭期への連結が悪いことがあります．これは特に**水分摂取時の嚥下反射惹起遅延による誤嚥**につながります．このようなときには**水分にとろみをつけると，咽頭への流入速度が遅くなるので**有効です．

他にも水でむせるときには，リクライニング位（気管より食道の方向に

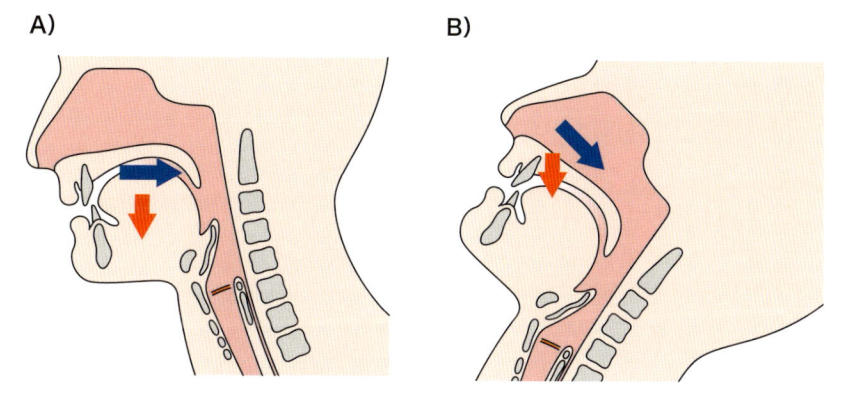

図2 ● リクライニング位による送り込みの改善

A）90°の座位では口腔内での食塊の進行方向（→）と重力（→）の方向は一致しない
B）リクライニング位では食塊の進行方向（→）と重力（→）の方向が近くなり，口腔から咽頭への送り込みが改善する

重力がかかる）や頸部前屈での嚥下（頸部伸展による気管への入りやすさを防ぐ）も有効ですので試してみてください．

③その他の注意点

　半側空間無視の患者さんに対して無視側から食事介助することは危険です．患者さんにしてみれば食物を十分認知しないうちに，いきなり口腔内に食塊が現れることになりかねないからです．**健側から介助**してください．

　また，大脳皮質が広範に障害されると，特に**右大脳半球病変では注意障害**が出現します．食事中に喋りだしたり，口の中に食べ物が残っているのにかきこんだりします．これらは窒息につながりかねないのでご注意ください．

2) 球麻痺パターン

①咽喉頭麻痺の左右差を利用する

　前述のように延髄外側梗塞では食道入口部の食塊通過が病巣側で不良ですが，健側では良好なことがしばしばあります．このようなときには頸部の回旋や側臥位をとる体位調節が著効することがあります（**第3章4を参照**）．**頸部を病巣側へ回旋した嚥下**は食塊の健側への誘導，健側の下咽頭の拡大，健側の食道入口部の静止圧低下から嚥下障害を改善することが期待できます．食塊の健側の下咽頭への誘導が不十分なときは健側を下にした**一側嚥下を試みましょう**[5]．

　食塊の通過は健側で良好な例が多いですが，病巣側で良好な例や経時的に通過がよい側が変化する例もあるので[6]，可能な限り嚥下造影検査で通過の良好側を確認して体位調節を行ってください．

②食道入口部開大不全

　喉頭挙上不全，咽頭収縮不全，輪状咽頭筋弛緩不全などにより食道入口部が開大しない場合には専門家の指導の下にバルーン訓練法を試みましょう．それでも改善しない場合は嚥下機能改善手術の適応について検討することになります（**第3章7を参照**）．

◆文献

1) Sörös P, et al：Functional brain imaging of swallowing: an activation likelihood estimation meta-analysis. Hum Brain Mapp, 30：2426-2439, 2009
2) Gonzalez-Fernandez M, et al：Supratentorial regions of acute ischemia associated with clinically important swallowing disorders: a pilot study. Stroke, 39：3022-3028, 2008
3) Barer DH：The natural history and functional consequences of dysphagia after hemispheric stroke. J Neurol Neurosurg Psychiatry, 52：236-241, 1989
4) Kim JS：Pure lateral medullary infarction: clinical-radiological correlation of 130 acute, consecutive patients. Brain, 126：1864-1872, 2003
5) 谷口 洋，他：ワレンベルグ症候群における食塊の下咽頭への送り込み側と食道入口部の通過側の検討．日摂食嚥下リハ会誌，10：249-256，2006
6) 三石敬之，他：Wallenberg症候群における食塊の輪状咽頭部優位通過側．リハ医学，42：412-417，2005

〈谷口　洋〉

Dr.谷口の ワンポイントアドバイス

　延髄の解剖は複雑なので延髄外側梗塞は多彩な神経所見を呈します．神経内科医でなければそれらの所見を覚えきれないでしょうが，頸部以下の痛覚低下には注目してください．私は耳鼻咽喉科の先生に，急性発症の片側声帯麻痺の症例では，対側の上肢の痛覚低下がないかを必ず確認するようにお願いしています．

第5章 嚥下障害を引き起こす代表的な疾患と対処法

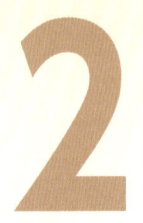

2 パーキンソン病

> **Point**
> - パーキンソン病では嚥下障害を呈することが多く，予後にも大きく関与する
> - 進行例で嚥下障害を認めることが多いが，早期にも嚥下障害を呈しうるので注意する
> - 嚥下障害への抗パーキンソン薬の効果は限られるが，on状態で摂食するように努める

1 疾患の概要

1）疫学

　パーキンソン（Parkinson）病は神経変性疾患のなかでも特に多く，有病率は10万人あたり約100人です．このくらい頻度が多い疾患では，知人に罹患者がいたり，内科で開業していても遭遇することがあったりします．脊髄小脳変性症や筋萎縮性側索硬化症は10万人に5〜10人の有病率ですが，このくらいの頻度では神経内科医でないと出会わないかもしれません．
　発症年齢は50〜70歳に多いです．40歳以下で発症した場合は若年性パーキンソン病と呼びます．その場合は家族性のことがあります．

2）症状・診断

　主症状は**振戦**，**筋固縮**，**無動**および**姿勢反射障害**で，4大徴候と呼ばれています．病初期は4大徴候をはじめとする錐体外路障害が主症状ですが，経過中に自律神経障害，認知障害，精神症状等も問題となります．
　パーキンソン病の診断では，まず病歴と神経所見が大きな意味をもちます．パーキンソン病では**頭部MRIは正常**ですが，進行性核上性麻痺や多系統萎縮症などのパーキンソン症候群を鑑別するために施行します（**図1**）．

A）パーキンソン病　　　　　　　B）進行性核上性麻痺

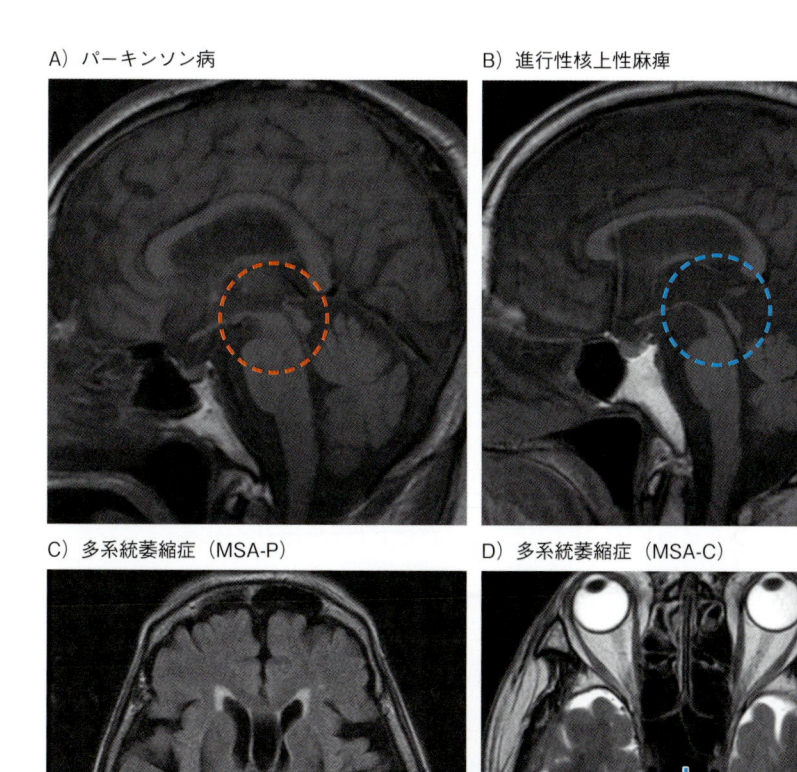

C）多系統萎縮症（MSA-P）　　　D）多系統萎縮症（MSA-C）

図1 ● 進行性核上性麻痺と多系統萎縮症のMRI所見
A）T1強調画像の矢状断だが中脳に萎縮は認めない（⭕）
B）中脳被蓋部が萎縮しており，いわゆるハミングバードサインを認める（⭕）
C）FLAIR画像だが，パーキンソン症状が主体のMSA-Pでは被殻が萎縮して低信号になっている（➡）
D）T2強調画像だが，小脳症状が主体のMSA-Cでは小脳と橋が萎縮して，橋に高信号の縦線を認める（➡）

　パーキンソン病では動悸や胸痛が出現するわけではありませんが，心臓交感神経の脱落を反映して**MIBG心筋シンチグラフィーで集積低下**を認めることがあり，診断補助に有用です（**図2**）．

A）進行性核上性麻痺　　　　　　B）パーキンソン病

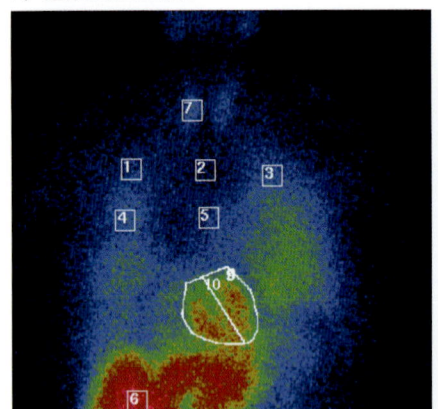

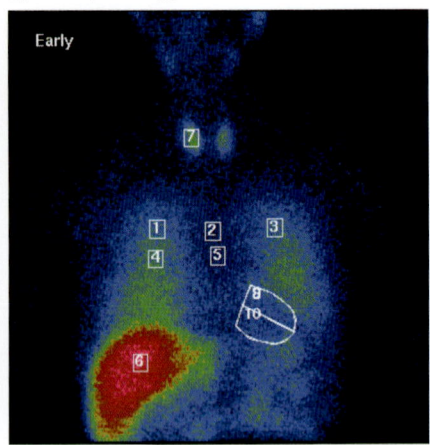

図2● 進行性核上性麻痺とパーキンソン病のMIBG心筋シンチグラフィー
A）MIBGは心臓（8，10の区画）に集積しており，赤〜黄色で描出される
B）心臓への集積は低下し，水色で描出される

　余談になりますが，このMIBG心筋シンチグラフィーでのパーキンソン病の診断法は関東中央病院神経内科の織茂智之先生が開発されました．織茂先生がパーキンソン病における交感神経の変性を研究していたときに，研修医がMIBG心筋シンチグラフィーの存在を教えてくれ，診断法の開発につながったとのことです．研修医時代に各科をローテーションして得た幅広い知識は貴重なのですよ！自信をもって研修してください．指導医の先生方も研修医の言葉に耳を傾けましょう．

3）治療

　治療の中心はレボドパやドパミンアゴニスト等の抗パーキンソン薬による薬物療法になります．**病初期は治療への反応が良好**なことが多いですが，進行例ではwearing-off現象（抗パーキンソン薬の効いている時間が短縮）やon-off現象（抗パーキンソン薬を内服しているのに薬効が突然きれる）を認め，治療に抵抗性となってきます．
　薬物療法が副作用で難渋するときは，電極を脳に埋め込んで刺激する脳深部刺激療法を施行することもあります．

2 嚥下障害の特徴

　Nakashimaらは343例のパーキンソン病を検討し，肺炎による死亡が40.9％と最も多かったと報告しています[1]．肺炎のなかには嚥下障害に起因する誤嚥性肺炎も含まれていると考えられますので，嚥下障害はパーキンソン病において予後を規定する重要な因子といえます．他の報告ではパーキンソン病における嚥下障害の頻度は約50％としています[2]．

1) パーキンソン病の重症度と嚥下障害

　日常の臨床場面では，パーキンソン病が進行して重症度が増すと嚥下障害を呈してくる印象があります．しかし，過去の報告をみるとパーキンソン病の重症度と嚥下障害の頻度や程度は相関しないとするものが多くあります[2,3]．

　確かにHoehn-Yahr分類Ⅱ度で元気に歩いているのに嚥下障害を認めることもあります．必ずしも重症度と嚥下障害は相関しないのかもしれません．ただ，大まかには**進行例で嚥下障害を呈してくる**と考えて間違いはないでしょう．むしろ**早期でも油断をせず，嚥下障害の存在に注意を払うべき**と考えてはいかがでしょうか．

2) 抗パーキンソン薬の効果

　パーキンソン病の運動症状にレボドパ等の抗パーキンソン薬が有効なことは周知の事実です．しかし，嚥下障害に対する抗パーキンソン薬の効果については，有効とする報告もあれば[3]，逆に無効とする報告もあり[4]，一定の見解は得られていません．

　さまざまな報告がありますが，**offの状態よりもonの状態で食べるに越したことはありません**．パーキンソン病の嚥下障害では，食事のタイミングを図ったり，抗パーキンソン薬を増量したりすることで症状が改善するか，試す価値はあるでしょう．

3) 嚥下障害のパターン

　パーキンソン病の嚥下障害は**口腔準備期から食道期までの各期に及ぶ**とされています[2-6]．口腔準備期・口腔期に関してLeopoldらは食塊形成にまつわる咀嚼運動や舌運動の異常を67.6％に，舌による咽頭への送り込みの異常を83.1％に認めたと報告しています[5]．**流涎（りゅうぜん）**はよく

認める症状ですが，原因は唾液の分泌過剰でなく，嚥下障害によります．

咽頭期の異常所見としては咽頭収縮の不良，喉頭蓋谷や梨状窩の残留，侵入や誤嚥，喉頭蓋の運動範囲の減少がよくみられます．ただ，これらの所見は非特異的です．4大徴候のようなパーキンソン病ならではの特徴的な所見はありません．

食道期の障害は多彩ですが食塊の通過遅延，停滞および逆流，三次蠕動がよくみられる所見と報告されています[6]．

4）パーキンソン症候群との違い

神経内科医はパーキンソン病とパーキンソン症候群の鑑別にこだわります．それは学問的な意味もありますが，**薬物療法への反応や予後が大きく異なる**からです．専門医以外の皆さんも「**病**」か「**症候群**」なのかをしっかり把握するようにしてください．

嚥下障害に関しても，発症から嚥下障害の出現までの期間が，進行性核上性麻痺は42カ月，多系統萎縮症は67カ月に対して，パーキンソン病では130カ月と有意に長かったと報告されています[7]．

❸ 嚥下障害の対処法

1）間接訓練

間接訓練としてエビデンスの得られているものはほとんどありません．ですが，病態を考えると，筋固縮や姿勢の異常に対して口唇・頬・舌の運動，マッサージ，ブラッシング，リラクゼーションや嚥下体操（**第3章3参照**）は効果が期待されます．

病期が進むと整容も自立が難しくなります．口腔内汚染があると唾液誤嚥からの肺炎につながりますので，口腔ケアへの介入を検討しましょう．

近年，パーキンソン病の発声障害において**Lee Silverman Voice Treatment**（LSVT®：大きい声をだすことが特徴の訓練法）の有効性が注目されています．同訓練法は嚥下障害にも有効だったとする報告[8]も増えてきています．ただし，LSVT®は講習を受けないと施行できませんので，残念ながら治療可能な施設は限られます．

2）直接訓練

直接訓練では食形態の選択や体位調節が重要です．「パーキンソン病だか

らこの方法がよい」というものは特にありません．**第3章4**を参考にして，いろいろな方法を試してください．ただ，パーキンソン病は腰部の前屈や頸部のジストニアが原因で頸部伸展位になっていることがあります．伸展位は嚥下に不利ですので**ポジショニングには特に注意**しましょう．

パーキンソン病では**自覚症状と他覚所見が一致しないことや**[3,5]，**不顕性誤嚥も珍しくありません**[3]．ベッドサイドの評価で直接訓練がうまく進まないときは，嚥下機能検査での評価を検討してください．

3）薬剤内服の注意点

前述のように抗パーキンソン薬の嚥下障害への効果は報告によって異なりますが，**食事の30〜60分前に抗パーキンソン薬を内服する**方法は試みる価値があります．また，レボドパの消化管からの吸収は食事の影響を受けやすいので，空腹時の内服はより確実な吸収と効果をもたらす可能性があります．ただし，嘔気等の消化器症状の出現に注意が必要です．よって，食前の内服をするなら，レボドパでは1錠でなく0.5錠にしておくのがコツでしょう．

◆ 文献

1) Nakashima K, et al：Prognosis of Parkinson's disease in Japan. Tottori University Parkinson's Disease Epidemiology（TUPDE）Study Group. Eur Neurol, 38 Suppl 2：60-63, 1997
2) Ali GN, et al：Mechanisms of oral-pharyngeal dysphagia in patients with Parkinson's disease. Gastroenterology, 110：383-392, 1996
3) Bushmann M, et al：Swallowing abnormalities and their response to treatment in Parkinson's disease. Neurology, 39：1309-1314, 1989
4) Hunter PC, et al：Response of parkinsonian swallowing dysfunction to dopaminergic stimulation. J Neurol Neurosurg Psychiatry, 63：579-583, 1997
5) Leopold NA & Kagel MC：Prepharyngeal dysphagia in Parkinson's disease. Dysphagia, 11：14-22, 1996
6) Leopold NA, & Kagel MC：Pharyngo-Esophageal dysphagia in Parkinson's disease. Dysphagia, 12：11-18, 1997
7) Müller J, et al：Progression of dysarthria and dysphagia in postmortem-confirmed parkinsonian disorders. Arch Neurol, 58：259-264, 2001
8) El Sharkawi A, et al：Swallowing and voice effects of Lee Silverman Voice Treatment（LSVT）: a pilot study. J Neurol Neurosurg Psychiatry, 72：31-36, 2002

〈谷口　洋〉

第5章 嚥下障害を引き起こす代表的な疾患と対処法

3 加齢

Point
- 加齢は嚥下障害の原因となりうる．その障害は口腔準備期から食道期まで多岐にわたる
- 加齢は免疫力低下，呼吸機能低下，円背をきたし，間接的に嚥下に悪影響を与える
- 口腔準備期，口腔期，咽頭期の障害は偽性球麻痺に近い．その対応も偽性球麻痺と同様に行う

　嚥下障害の原因疾患は脳梗塞が多いと解説しましたが，日常臨床で同じくらい問題となるのは「加齢」です．学生時代の教科書には記載が少ないですが，加齢こそが嚥下障害の最も多い原因かもしれません．正確には加齢は疾患ではありませんが，本項では嚥下への加齢による影響，嚥下に関与する全身の加齢性変化，高齢者の嚥下障害の対応について解説します．

1 加齢による嚥下への影響

1）口腔準備期・口腔期

　口腔における加齢性変化でまず思い浮かぶのは**歯牙の喪失**です．75歳以上の後期高齢者では歯牙の喪失により，約半数が総義歯を使用しています．歯牙の喪失や義歯の不適合は咀嚼運動の障害を起こし，食形態の制限（刻み食やミキサー食）を必要とします．また，食塊形成が不十分なことで，窒息や誤嚥につながることもあります．

　また，高齢者では**唾液の分泌が低下**しています．唾液が少ないと咀嚼による食塊形成がしにくくなります．また，口腔からの送り込みも不自由します．100 mを全力疾走した後に，ふかしイモを食べることを想像してみてください．口腔内が乾燥して非常に食べづらいですよね．また，高齢者

では味覚や嗅覚が低下し，食欲低下につながることもあります．

多発性脳梗塞では偽性球麻痺により口腔準備期や口腔期が障害されやすいと第5章1で述べました．高齢者では明らかな脳梗塞の既往がなくても，無症候性脳梗塞が散在していることがあります．あるいは加齢による神経脱落で同様の障害を呈することがあるので注意しましょう．

2) 咽頭期

高齢者では喉頭の位置が下降しますが，その距離は男性で約1cmになります．喉頭の位置が下降すると，嚥下時の喉頭挙上の距離が長くなるので，嚥下に悪影響がでます．つまりは喉頭蓋の反転不全，喉頭挙上のタイミングの遅延，喉頭挙上不全から食道入口部の開大不全などの障害につながります．

咽頭収縮に関しては嚥下造影検査や嚥下圧測定検査によりさまざまな報告があります．報告により加齢の影響が大きいとするものも，あまり影響しないとするものもあります．概すると咽頭収縮は加齢により障害されるが，個人差が大きいといったところでしょう．

加齢の影響は運動だけでなく感覚にも及びます．嚥下を惹起するのに重要な上喉頭神経の神経線維数が，高齢者では減少します．私たちの内視鏡を用いた咽喉頭感覚テストでも，**高齢者は若年者に比べ有意に咽喉頭感覚が低下**していました[1]．

嚥下造影検査を診ていると，さしたる病気がないのに，咽頭期嚥下が障害されていることがあります．このような方をすぐに加齢の問題としてよいかは難しいところです．筋萎縮性側索硬化症，重症筋無力症などは嚥下障害が初発症状で，初期は他の症状が乏しいことがあります．**高齢者の嚥下障害では加齢の影響とする前に，原因疾患の存在をきちんと否定することから始めましょう**．ただし，どんなに検索しても原因疾患がなく，**嚥下関連筋群のサルコペニア**（第4章Q8参照）としかいえない例があることも事実です．

3) 食道期

消化管の蠕動運動は加齢により低下します．食道も例外ではありません．嚥下造影検査における食道の残留は健常若年者でもたまにありますが，高齢者ではしばしば認められます．

加齢による食道期のもう1つの問題は**下部食道括約筋の機能低下**です．通常，下部食道括約筋は収縮しています．収縮しているので，胃酸や胃内容物の食道への逆流を防げます．加齢により下部食道括約筋が弛緩すると，胃酸の逆流による胃食道逆流症（gastroesophageal reflux disease：GERD），あるいは腹圧がかかったときの嘔吐につながります．逆流物や吐物を誤嚥することがあり，注意してください．

2 嚥下に関与する全身の加齢性変化

加齢による変化は嚥下関連筋群だけでなく，全身のあらゆるところに及びます．それらは間接的に嚥下や嚥下障害に影響します．嚥下を考えるときには「のど」ばかりでなく，全身に目を向けてください．

1）免疫力

免疫系が加齢により変化することはよく知られています．若年者に多いアレルギー性疾患は高齢者で減少しますが，感染症は免疫力の低下した高齢者で大きな問題です．免疫力が高いときは少し誤嚥しても肺炎を起こしません．しかし，免疫力が低下すると，とたんに肺炎になります．誤嚥させないことも大事ですが，**誤嚥をしても肺炎を発症させない**ことも重要なポイントです．

2）中枢神経系

加齢により脳の神経細胞は確実に減ります．神経細胞数のピークは20歳ごろです．残念ながら私も研修医の皆さんもピークは越えているのです…．

神経細胞の減少は，食べ物の嗜好の変化，食事中の集中力低下，危険な食形態（餅や団子）への注意力の低下などから嚥下に悪影響を与えます．また，加齢性変化に加えて脳梗塞が存在すると，これらの変化に拍車がかかります．

3）呼吸器系

高齢者では骨格の変化や呼吸筋の筋力低下により肺活量が減ります．肺活量が減少して頻呼吸になることは，嚥下に不利になります（**第4章Q5参照**）．特に嚥下後に呼気でなく吸気が起こることは，誤嚥のリスクを上げます[2]．

加齢性変化に加えて慢性閉塞性肺疾患（chronic obstructive pulmonary disease：COPD）等があると，より嚥下に影響します．**呼吸補助筋でもある頸部の筋群の緊張が増し，嚥下時の喉頭挙上が円滑に行われなくなる**からです．

　また，高齢者では息を吸う力（肺活量）だけでなく，吐く力も低下します．その結果，誤嚥物の喀出力が低下して窒息や肺炎につながります．

4）骨格・姿勢

　高齢者では四肢筋力が低下します．下肢の筋力低下は歩行障害や運動量の減少につながり，消化管の蠕動運動低下に影響します．また，食事の体位がきちんととれない，途中で疲れてしまうことも問題です．

　胸腰椎の湾曲による円背も大きな問題です．円背は頸椎の代償的前湾につながります．この過度の前湾は**舌骨上筋群と下筋群の筋緊張亢進**をもたらし，嚥下にきわめて不利な状態となります．この姿勢の変化による嚥下への影響は三枝先生による素晴らしい総説があるので，ご一読ください[3]．

3　嚥下障害への対応

1）口腔準備期・口腔期

　歯牙の喪失や義歯の不適合は歯科に相談しましょう．歯科がない病院では，退院しないと受診ができないと考えがちです．昔は私たちの病院も退院や外出をしないと歯科受診ができませんでした．しかし，現在は柏歯科医師会の協力により，入院中でも往診していただけます．各病院でさまざまな取り組みがあると思いますので確認してみてください．

　口腔から咽頭への食塊移送が悪い例では舌接触補助床[4]（palatal augmentation prosthesis：PAP）を作成することがあります（図）．これは特殊な装置ですので，詳しい説明はしませんが，存在だけでも知っておいてください．

　唾液の分泌低下には，保湿剤を含めた口腔ケアで対応しましょう．また，食物の含水量にも配慮しましょう（水分が少ないとパサパサして食べづらいが，多いと離水して危ない）．

　口腔内の送り込みが障害されているときの対応は脳梗塞の偽性球麻痺の項をご参照ください（**第5章1**）．

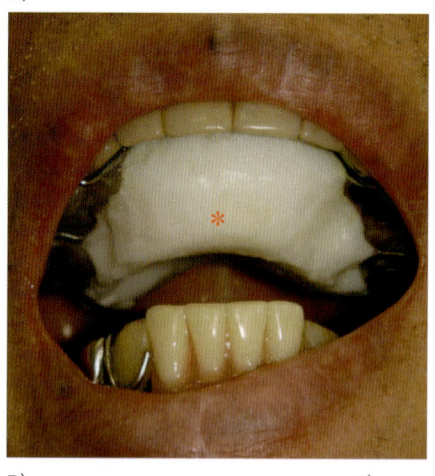

図● 舌接触補助床（PAP）

A) 義歯の口蓋床の部分（＊）が通常よりも厚くなっている（作成中のものなので白色である）

B, C) 舌萎縮や舌の可動域が低下したときに（→）口蓋床を厚くすると（■），口腔内の送り込みが改善しうる．「舌が挙上しなければ口蓋を下げる」とのコンセプトである

（写真提供：国立長寿医療研究センター 歯科・口腔外科 大野友久先生）

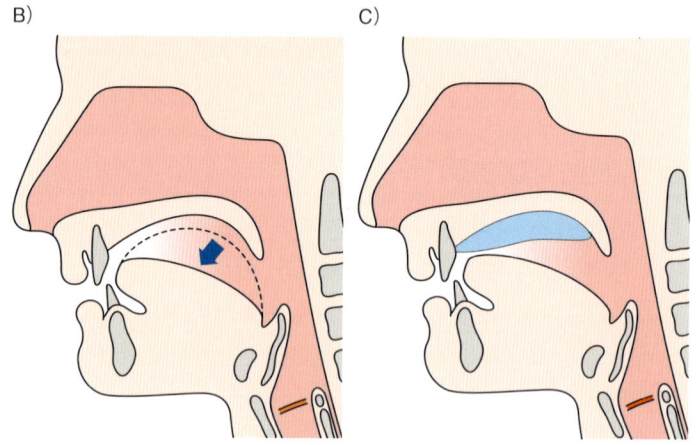

2）咽頭期

　高齢者では偽性球麻痺と同じで**水でむせる方が大勢います**．第5章1で説明したように，増粘剤の添加でとろみをつける，体幹角度の調節などで対応してください．

　また，高齢者では喉頭の下垂が起こりますが，第3章3にある嚥下おでこ体操などの筋力訓練で嚥下障害が予防できるか，興味があるところです．

3）食道期

　食道期の障害に対しては食後の体位が重要です．**食後はすぐ横にならず，30～60分は座位や立位をとる**ことを指導しましょう．あるいは食後にゆっ

くり歩行することも有効です．嚥下造影検査で認めた食道残留が，歩行後に消失していることがあります．

4）その他

　免疫力を高めることは一筋縄ではいきませんが，口腔ケアで口腔内をきれいにすること，肺炎球菌ワクチンで肺炎の予防をすることは確実に施行できる対応法です．

　呼気訓練は誤嚥物の喀出力の向上だけでなく，嚥下機能の向上が期待できます[5,6]．言語聴覚士や理学療法士にご相談ください．

　自宅で問題なく食事していた高齢者が，入院したら食べられなくなることが時々あります．そのような際は，食形態が変わった，気が向いたときに食べていたのに食事の時間が決められた，1時間以上かけて食べていたが途中で食事をさげられてしまうなどの問題があるかもしれません．その他に気をつけるべきは姿勢です．前述のように高齢者では円背を呈します．そのうえで食べやすい姿勢をとっていたが，入院して食事中の姿勢が変化することで，嚥下に悪影響を与えることがあります．和室設定が洋室設定になる，机の高さが変わるなどの変化だけでも食べづらくなることがあるのです．自宅での食事中の体位を確認してください．

　もう1つ忘れてはならないのは**薬剤の影響**です．高齢者は入院に伴い夜間せん妄を認めることが多々あります．その際にハロペリドール等の抗精神病薬が使用されます．この抗精神病薬は傾眠傾向や錐体外路障害により嚥下に悪影響をもたらすことがあります．**錐体外路障害は四肢に乏しく嚥下運動だけに出てくることもあります．**抗精神病薬を使用中の患者さんでは挺舌や舌の左右運動をたまに確認してください．

◆ 文献

1) 谷口 洋，他：内視鏡による探触子を用いた咽喉頭感覚の検査法の開発．耳鼻，52：S256-262, 2006
2) 越久仁敬：嚥下と呼吸の神経調節機構．嚥下医学，2：47-52, 2013
3) 三枝英人：嚥下障害に悩む患者をいかに診察し，理解すべきか？．嚥下医学，1：31-35, 2012
4) 植松 宏，他：舌接触補助床（PAP）のガイドライン（案）．老年歯科医学，24：104-116, 2009
5) Kim J, et al：Effect of expiratory muscle strength training on elderly cough function. Arch Gerontol Geriatr, 48：361-366, 2009
6) Pitts T, et al：Impact of expiratory muscle strength training on voluntary cough and swallow function in Parkinson disease. Chest, 135：1301-1308, 2009

〈谷口　洋〉

Column 5

剣を飲む人：Sword swallower

　皆さんはサーカスに行ったことがありますか．最近はシルク・ドゥ・ソレイユのようなおしゃれなサーカスが流行のようですが，玉乗りや猛獣使いといった昔ながらのサーカスもよいものです．

　サーカスで時々見る芸に「剣を飲む人」があります．剣は刃がなくて切れないようですが，本当に剣を食道や胃まで挿入するそうです．ということは，常時収縮している輪状咽頭筋を弛緩させ，食道入口部を随意的に開大し，咽頭反射も制御する．訓練すればこんなことができるのですね．

　ネットで「剣を飲む」や「sword swallow」と入力して検索すると，思った以上にたくさんヒットします．剣を飲んでいる透視画像，British Medical Journalの論文[1]，挙句の果てにはsword swallowers association international（国際剣飲み協会？）やworld sword swallower's day（世界剣飲み記念日？）などなど．海外では剣を飲むことがそんなに一般的なのでしょうか．

　sword swallowもすごいですが，日本の大道芸も負けてはいません．そうです，日本には「人間ポンプ」があります．あの金魚を飲んで，再び喀出する芸です．人間ポンプでも輪状咽頭筋や下部食道括約筋を，自在に開いたり閉じたりしているのですよね．すごい！

　これらのsword swallowや人間ポンプの技を研究すれば，嚥下障害のリハビリテーションに応用できそうですね．どなたか研究してみませんか？

（谷口　洋）

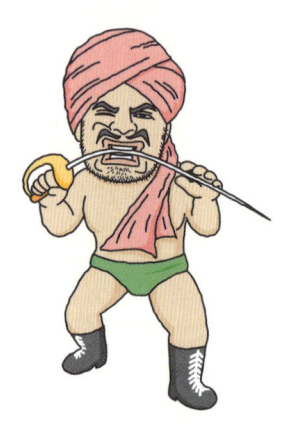

サーベルといえば
タイガー・ジェット・シン

1) Witcombe B & Meyer D: Sword swallowing and its side effects. BMJ 333: 1285-1287, 2006

索　引

数　字

3期モデル……………………… 20
4期モデル……………………… 20
5期モデル……………………… 20

欧　文

A・C

aspiration …………………… 31
central pattern generator
　（CPG）………………… 23, 28

H・K

Harris-Benedictの式 ……… 179
Heimlich法 ………………… 146
K-point刺激法 …………… 72, 96
Kスプーン® ………………… 94

L・N・P

Lee Silverman Voice
　Treatment® …………… 218
nasogastric tube syndrome
　（NTS）………………… 141
PEG-J ……………………… 164
PEJ ………………………… 165
penetration ………………… 31

S・U

Shakier exercise …………… 80
silent aspiration …………… 31
universal choking sign …… 147
use the gut ………………… 157

和　文

あ・い

顎引き嚥下 …………………… 87
アメリカ静脈経腸栄養学会の
　栄養療法におけるアルゴリ
　ズム ……………………… 158
胃食道逆流 ………………… 160
一側嚥下 …………………… 89
医薬品の経腸栄養剤 ……… 175
胃瘻 ………………………… 155
咽喉頭逆流 ………………… 160
咽頭 ………………………… 18
咽頭期 …………………… 23, 27

え・お

永久気管孔造設 …………… 152
嚥下おでこ体操 …………… 81
嚥下機能改善手術 ………… 115
嚥下後頸部回旋 …………… 89
嚥下コードピラミッド … 101, 108
えん下困難者用食品 ……… 102
嚥下障害
　──の外科的治療 ……… 114
　──の原因 ………………… 14
　──のゴール設定 ………… 64
　──の重症度分類 ………… 65
　──の内科的治療 ………… 63
嚥下性無呼吸 ……………… 145
嚥下前頸部回旋 …………… 89
嚥下造影検査 ……………… 48
　──の検査食 ……………… 50
嚥下体操 …………………… 75
嚥下調整食 ………………… 101
嚥下内視鏡検査 …………… 55

　──の合併症 ……………… 58
嚥下の意識化 ……………… 86
延髄外側梗塞 ……………… 209
オブラート ………………… 185

か

開口器 ……………………… 70
開口筋 ……………………… 26
開口障害 …………………… 72
改訂水飲みテスト ………… 45
下顎押し下げ法 …………… 72
学会分類2013 ……………… 201
学会分類2013（食事）
　……………………… 103, 104
学会分類2013（とろみ）
　……………………… 103, 106
カニューレ ………………… 131
カフ ………………………… 133
カフ付きカニューレ
　………………… 127, 129, 133
カフなしカニューレ … 128, 133
加齢による嚥下への影響 … 220
簡易嚥下誘発テスト ……… 46
簡易懸濁法 ………………… 186
間欠的口腔食道経管栄養法
　…………………………… 142
間接訓練 ………………… 74, 75

き〜け

気管カニューレの嚥下への
　影響 ……………………… 126
気管切開 …………………… 151
気管切開孔
　──の嚥下への影響 …… 126
　──閉鎖の手順 ………… 127
器質的障害 ………………… 14

227

偽性球麻痺……………………… 207
　　──への対処法………… 211
機能的障害………………………… 14
球麻痺…………………………… 209
　　──への対処法………… 212
凝集性…………………………… 107
均質性…………………………… 107
管の閉塞………………………… 188
経鼻胃管
　　──のサイズ……………… 138
　　──の留置部位…………… 139
頸部回旋………………………… 88
頸部屈曲位…………………… 87, 89
頸部伸展位……………………… 89

こ

口腔期……………………… 22, 27
口腔ケア………………………… 68
口腔準備期………………… 22, 26
口腔内崩壊錠………………… 183
口腔保湿剤……………………… 69
交互嚥下………………………… 90
喉頭……………………………… 18
喉頭蓋…………………………… 18
喉頭蓋谷………………………… 18
喉頭挙上術…………………… 116
抗パーキンソン薬の効果…… 217
誤嚥……………………………… 31
誤嚥防止手術………………… 117
呼吸と嚥下…………………… 143
呼吸不全用栄養剤…………… 170
孤束核…………………………… 28
古典的モデル………………… 20

さ・し

サルコペニア……………… 157, 221
死因順位………………………… 10

質問紙…………………………… 34
質問紙法………………………… 45
シャキア・エクササイズ……… 80
消化管運動機能改善薬……… 163
消化態栄養剤………………… 168
上喉頭神経……………………… 28
食形態…………………………… 93
食事指導……………………… 201
食道期……………………… 23, 28
食品の経腸栄養剤…………… 175
腎機能障害用栄養剤………… 169
人工呼吸器関連肺炎…………… 13
侵入……………………………… 31

す〜そ

随意的食道入口部開大術…… 116
スクリーニングテスト………… 44
スピーチカニューレ………… 135
スライス型ゼリー丸飲み法…… 98
静的障害………………………… 14
成分栄養剤…………………… 166
摂食方法………………………… 93
舌接触補助床………………… 223
舌のアンカー機能……………… 27
ゼラチンゼリー………………… 98
ゼリー剤……………………… 184
全身の加齢性変化…………… 222
咀嚼……………………………… 26
側孔付き……………………… 134
側孔なし……………………… 134

た・ち

体幹角度調整…………………… 86
体重の評価…………………… 177
大脳の嚥下への関与………… 208
唾液の誤嚥…………………… 160
段階的摂食訓練………………… 97

単管…………………………… 131
窒息…………………………… 146
直接訓練………………………… 84

と

動的障害………………………… 14
糖尿病用栄養剤……………… 170
頭部挙上訓練…………………… 80
特別用途食品制度…………… 101

な〜の

軟カプセル…………………… 191
軟口蓋…………………………… 18
日本摂食・嚥下リハビリテーション学会嚥下調整食分類2013 ……………………… 101
認知期（先行期）……………… 21
粘性…………………………… 107
脳梗塞………………………… 206
のどのアイスマッサージ……… 77

は・ひ

パーキンソン症候群………… 218
パーキンソン病……………… 214
　　──の重症度と嚥下障害 217
バイオフィルム………………… 67
発声用バルブ………………… 135
バルーン訓練法……………… 118
半固形化栄養剤………… 163, 171
半消化態栄養剤……………… 168
反復嚥下………………………… 91
反復唾液嚥下テスト…………… 45
必要エネルギー量…………… 179
一口量の調整…………………… 93
病態別経腸栄養剤…………… 169

ふ〜ほ

複管…………………………… 131

複数回嚥下 …………………………… 91
腹部突き上げ法 …………………… 146
服薬補助ゼリー …………………… 186
藤島の摂食嚥下障害患者における摂食状況のレベル … 65
付着性 ……………………………… 107
プッシング訓練 …………………… 82
プリング訓練 ……………………… 82
プロセスモデル …………………… 24
閉口筋 ……………………………… 26
ペリオシンドローム ……………… 67
捕食 …………………………… 21, 25
頬・口唇・舌の訓練 ……………… 76

ま〜め

マクロゴール ……………………… 191
水飲みテスト ……………………… 45
ムセ ………………………………… 32
むせない誤嚥 ……………………… 31
免疫調整栄養剤 …………………… 171
メンデルソン症候群 ……………… 13

や〜よ

薬剤の内服 ………………………… 182
ユニバーサルデザインフード …… 102
横向き嚥下 ………………………… 88

り・れ

梨状窩 ……………………………… 19
流涎 ………………………………… 217
輪状咽頭筋 …………………… 23, 28
輪状咽頭筋切除（切断）術 …… 115
輪状甲状間膜穿刺・切開 ……… 148
レティナ ………………… 129, 136

わ

ワレンベルグ症候群 ……… 34, 207
ワンウェイバルブ …………… 136

執筆者一覧

● 編　集

　谷口　　洋　　東京慈恵会医科大学附属柏病院 脳神経内科

● 執　筆 (掲載順)

　谷口　　洋　　東京慈恵会医科大学附属柏病院 脳神経内科

　近藤きよ美　　東京慈恵会医科大学附属柏病院 看護部

　若井真紀子　　東京慈恵会医科大学附属葛飾医療センター リハビリテーション科

　友野　義晴　　東京慈恵会医科大学附属第三病院 栄養部

　大村　和弘　　東京慈恵会医科大学附属病院 耳鼻咽喉・頭頸部外科

　猿田加奈子　　東京慈恵会医科大学附属柏病院 栄養部

　大塚　淳一　　東京慈恵会医科大学附属柏病院 薬剤部

[編者プロフィール]

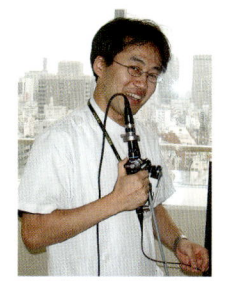

谷口　洋（Hiroshi Yaguchi）

東京慈恵会医科大学内科学講座(脳神経内科)特任准教授
東京慈恵会医科大学附属柏病院　脳神経内科　診療部長

略歴：平成 7 年に東京慈恵会医科大学医学部医学科卒業後，同大学神経内科へ入局．平成 16 年に聖隷三方原病院リハビリテーション科へ国内留学し，嚥下障害の臨床研究に従事．平成 26 年から東京慈恵会医科大学附属柏病院神経内科　診療部長．平成 27 年から同大学内科学講座（神経内科）特任准教授．

所属学会：日本内科学会，日本神経学会（代議員），日本嚥下医学会（理事，編集委員），日本リハビリテーション医学会，日本摂食嚥下リハビリテーション学会

趣味：犬と散歩，城跡めぐり

好きな言葉：One for All, All for One

先生、誤嚥性肺炎かもしれません
嚥下障害、診られますか？
診断から治療まで、栄養療法や服薬指導を含め全部やさしく教えます

2015 年 9 月 20 日　第 1 刷発行	編　集	谷口　洋
2020 年 9 月 25 日　第 4 刷発行	発行人	一戸裕子
	発行所	株式会社 羊 土 社
		〒 101-0052 東京都千代田区神田小川町 2-5-1 TEL　03（5282）1211 FAX　03（5282）1212 E-mail　eigyo@yodosha.co.jp URL　www.yodosha.co.jp/
ⓒ YODOSHA CO., LTD. 2015 Printed in Japan	装　幀	ペドロ山下
ISBN978-4-7581-1776-0	印刷所	日経印刷株式会社

本書に掲載する著作物の複製権，上映権，譲渡権，公衆送信権（送信可能化権を含む）は（株）羊土社が保有します．
本書を無断で複製する行為（コピー，スキャン，デジタルデータ化など）は，著作権法上での限られた例外（「私的使用のための複製」など）を除き禁じられています．研究活動，診療を含む業務上使用する目的で上記の行為を行うことは大学，病院，企業などにおける内部的な利用であっても，私的使用には該当せず，違法です．また私的使用のためであっても，代行業者等の第三者に依頼して上記の行為を行うことは違法となります．

JCOPY ＜（社）出版者著作権管理機構　委託出版物＞
本書の無断複写は著作権法上での例外を除き禁じられています．複写される場合は，そのつど事前に，（社）出版者著作権管理機構（TEL 03-5244-5088, FAX 03-5244-5089, e-mail：info@jcopy.or.jp）の許諾を得てください．

乱丁，落丁，印刷の不具合はお取り替えいたします．小社までご連絡ください．

ハンディ版ベストセラー厳選入門書シリーズ

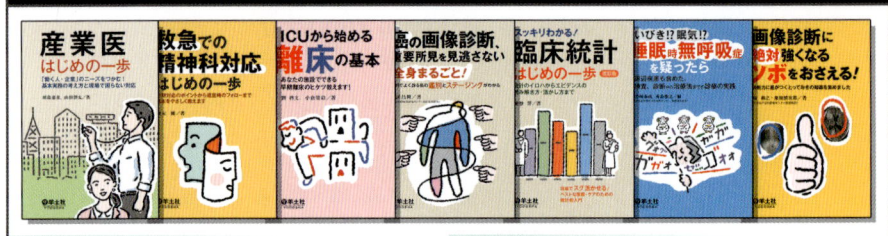

産業医はじめの一歩
川島恵美, 山田洋太／著
- 定価 (本体 3,600円+税)　■ A5判　■ 207頁
- ISBN 978-4-7581-1864-4

救急での
精神科対応はじめの一歩
北元健／著
- 定価 (本体 3,600円+税)　■ A5判　■ 171頁
- ISBN 978-4-7581-1858-3

ICUから始める
離床の基本
劉 啓文, 小倉崇以／著
- 定価 (本体 3,500円+税)　■ A5判　■ 224頁
- ISBN 978-4-7581-1853-8

癌の画像診断、
重要所見を見逃さない
堀田昌利／著
- 定価 (本体 4,000円+税)　■ A5判　■ 187頁
- ISBN 978-4-7581-1189-8

スッキリわかる！
臨床統計はじめの一歩 改訂版
能登 洋／著
- 定価 (本体 2,800円+税)　■ A5判　■ 229頁
- ISBN 978-4-7581-1833-0

いびき!?眠気!?
睡眠時無呼吸症を疑ったら
宮崎泰成, 秀島雅之／編
- 定価 (本体 4,200円+税)　■ A5判　■ 269頁
- ISBN 978-4-7581-1834-7

画像診断に
絶対強くなるツボをおさえる！
扇 和之, 東條慎次郎／著
- 定価 (本体 3,600円+税)　■ A5判　■ 159頁
- ISBN 978-4-7581-1187-4

MRIに強くなるための
原理の基本やさしく、深く教えます
山下康行／著
- 定価 (本体 3,500円+税)　■ A5判　■ 166頁
- ISBN 978-4-7581-1186-7

本当にわかる
精神科の薬はじめの一歩 改訂版
稲田 健／編
- 定価 (本体 3,300円+税)　■ A5判　■ 285頁
- ISBN 978-4-7581-1827-9

やさしくわかる
ECMOの基本
氏家良人／監, 小倉崇以, 青景聡之／著
- 定価 (本体 4,200円+税)　■ A5判　■ 200頁
- ISBN 978-4-7581-1823-1

教えて！ICU　Part3
集中治療に強くなる
早川 桂／著
- 定価 (本体 3,900円+税)　■ A5判　■ 229頁
- ISBN 978-4-7581-1815-6

臨床に役立つ！
病理診断のキホン教えます
伊藤智雄／編
- 定価 (本体 3,700円+税)　■ A5判　■ 211頁
- ISBN 978-4-7581-1812-5

発行　羊土社 YODOSHA
〒101-0052　東京都千代田区神田小川町2-5-1　TEL 03(5282)1211　FAX 03(5282)1212
E-mail：eigyo@yodosha.co.jp
URL：http://www.yodosha.co.jp/

ご注文は最寄りの書店、または小社営業部まで